Woher weiß die Leber, wie spät es ist? Alle Funktionen des Körpers laufen in einem 24-Stunden-Rhythmus ab. So, wie wir den Tag-Nacht-Rhythmus kennen, hat auch jedes Organ, ja sogar jede Zelle, einen eigenen Zeitplan. Diesen Körperrhythmus können wir effektiv nutzen, beruflich, privat oder auch für den richtigen Zeitpunkt der Medikamenteneinnahme. Der Begriff »Organuhr« basiert auf der Traditionellen Chinesischen Medizin und geht von der Vorstellung aus, dass der menschliche Körper einem täglichen Energiekreislauf (Qi) unterliegt. Das bedeutet, dass zu bestimmten Tageszeiten in bestimmten Organsystemen (Meridianen) eine besonders starke Aktivität herrscht. Demnach können Beschwerden, die zu einer bestimmten Tageszeit auftreten, auf ein Problem in einem bestimmten Organ hinweisen und somit zur Diagnose beitragen.

Der Heilpraktiker Lothar Ursinus, Jahrgang 1950, leitet seit 1986 das Naturheilzentrum Alstertal in Hamburg. Er hat ein System entwickelt, das Ergebnisse von Laboruntersuchungen nach klinischen (schulmedizinischen), naturheilkundlichen und analog seelisch-geistigen Gesichtspunkten ganzheitlich interpretiert. Dieses Wissen vermittelt er Heilpraktikern und Ärzten in zahlreichen Seminaren und Vorträgen. Seine langjährige Laborerfahrung mit der Vital- und Stoffwechselanalyse ist der Grundstein für das von ihm konzipierte individuelle Ernährungsprogramm von »gesund & aktiv«.

www.gesund-aktiv.com

Lothar Ursinus

Die Organuhr –
leicht erklärt

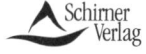

ISBN 978-3-89767-844-6

Lothar Ursinus:	Umschlag: Murat Karaçay, Schirner
Die Organuhr – leicht erklärt	Redaktion und Satz: Tamara Kuhn, Schirner
© 2009 Schirner Verlag, Darmstadt	Printed by: ren medien, Filderstadt, Germany

www.schirner.com

10. Auflage Dezember 2013

Alle Rechte der Verbreitung, auch durch Funk, Fernsehen und sonstige
Kommunikationsmittel, fotomechanische oder vertonte Wiedergabe
sowie des auszugsweisen Nachdrucks vorbehalten

Inhaltsverzeichnis

1. Einleitung 11
Der Mensch ist ein Teil des Universums

2. Die Organuhr 19
Woher wissen unsere Organe, wie spät es ist?

Lunge 21
Organ für Distanz und Mut, Loslassen, Kreativität und Wandlung

Dickdarm 31
Organ des Annehmens und des Loslassens

Magen 39
Organ der Lebensfreude und der Gier

Milz und Bauchspeicheldrüse 47
Organe des Denkens und der Beziehung

Herz 59
Organ der Freude und der Lust, der Liebe ohne Bedingungen

Dünndarm 67
Organ der Erkenntnis der Gleichheit in der Vielfalt

Harnblase 79
Organ der Selbstorientierung, Weg nach innen

Niere 83
Organ der Furcht, Angst und Beziehung

Kreislauf 95
Beschützer des Herzens

Dreifacher Erwärmer 99
Meridian der Balance zwischen Innen und Außen

Gallenblase 103
Organ der Entscheidung, Zielstrebigkeit und
Treue zu sich selbst

Leber 113
Organ der Wandlung, Erneuerung und Veränderung

3. Psychische Grundbedürfnisse 127

Sicherheit, Struktur und Stabilität 127

**Anerkennung, Selbstwert,
Selbstbetrachtung und Respekt** 129

Liebe, Geliebt- und Berührtwerden 130

4. Körperliche Bedürfnisse 133

Ernährung 133

Bewegung 134

Entspannung 136

5. Zu guter Letzt 139

Literatur 141

Haftungsausschluss 145

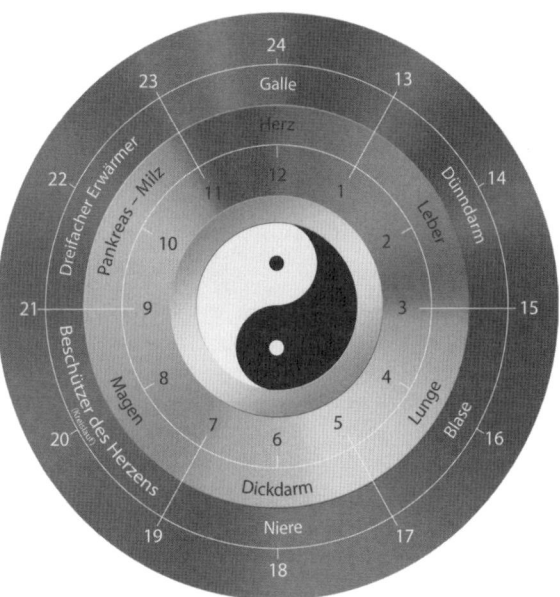

Dieses Buch widme ich
meinen beiden Kindern
Daniel und Katharina

1. Einleitung

Der Mensch ist ein Teil des Universums

Betrachten wir die Natur, so sehen wir überall einen Rhythmus von Tag und Nacht, Sommer und Winter, Werden und Vergehen, Leben und Tod. Es gibt in der Natur keinen Vorgang mit einem Anfang und einem Ende, ohne dass dieses scheinbare Ende nicht gleichzeitig der Anfang von etwas Neuem ist. Auf jedes »Auf« folgt zwangsläufig ein »Ab«. Ohne das Einatmen wäre auch das Ausatmen nicht möglich. Dieser Wechsel in der Polarität drückt Lebendigkeit aus. Im Universum geht nichts verloren. Etwas mit einem Anfang und einem definitiven Ende wäre in der kosmischen Ordnung nicht möglich.

Zyklen wie Tag und Nacht und auch die Jahreszeiten nehmen wir als selbstverständlich hin. Wir erleben sie immer wieder und richten unsere persönliche Lebensplanung danach aus. Der Mensch ist kein autonomes Wesen auf dieser Erde. Wir alle sind ein Teil des größeren Ganzen, seiner Abläufe und Wandlungen. Wir sind eingebunden in das Sonnensystem und unterliegen den Veränderungen des kosmischen Reigens.

Das zyklische Geschehen des Universums finden wir auch in unserem Körper wieder. Die Haut erneuert sich alle vier Wochen, weil eine Hautzelle nur 28 Tage lebt und sich dann abschuppt. Dieser Zeitraum entspricht dem Mondrhythmus. Ist dieser Rhythmus der Hauterneuerung gestört, wie beispielsweise bei der Schuppenflechte (Psoriasis), sprechen wir in der Medizin von einer Rhythmusstörung, die sich an der Haut zeigt. Somit sollte die Schuppenflechte über das Hormonsystem und nicht über die Haut behandelt werden. Auch der weibliche Zyklus entspricht dem Mondrhythmus: Nach 28 Tagen wird die vorhandene Gebärmutterschleimhaut abgestoßen, damit sich eine neue aufbauen kann. Auch beim genaueren Betrachten des Atmens wird der Zusammenhang mit dem Universum deutlich. Ein Mensch atmet etwa 18-mal in der Minute. In 24 Stunden sind dies – 18 x 60 x 24 – 25 920 Atemzüge. Dieser Zyklus entspricht in Jahren gesehen auch dem Zeitraum, der als das »Platonische Weltenjahr«[1] bezeichnet wird. Das Alter eines Menschen mit angenommen 72 Jahren mal 360 Tage, ergibt genau die gleiche Zahl. Das menschliche Leben ist gewissermaßen ein Atemzug des Kosmos. Verstehen wir uns als einen Teil des Ganzen, ordnen wir uns dem zyklischen Geschehen des Universums ein, so wird es leicht verständlich, dass die physiologischen und organischen Abläufe in unserem Körper einer höheren Ordnung unterliegen.

Seit einigen Jahren erstellen wir im Naturheilzentrum in Hamburg für unsere Patienten individuelle Ernährungspläne, die sich am Stoffwechselgeschehen ausrichten. Das von mir begründete individuelle Ernährngsprogramm »gesund & aktiv«[2] ermittelt anhand einer Vital-

---

[1] Das Platonische Jahr ist die Zeit für einen Zyklus der Präzession der Erdachse. Es dauert 25 750 Jahre.
[2] Das Buch *gesund & aktiv. Das Stoffwechselprogramm* ist 2008 im Schirner Verlag erschienen.

und Stoffwechselanalyse die Nahrungsmittel, die optimal zum jeweiligen Menschen passen. Patienten, die nicht wirklich krank oder übergewichtig sind, berichten sehr häufig, dass wir genau die Lebensmittel herausgearbeitet haben, die sie gern essen. Bei Patienten mit Stoffwechselerkrankungen oder Übergewicht hören wir diese Äußerung jedoch fast nie. Dies lässt den Schluss zu, dass jeder Mensch unterschiedlich sensibel mit sich selbst umgeht. Wer auf seine innere Stimme hört, dem geht es in der Regel besser, weil er sich bewusst oder auch unbewusst den kosmischen Gesetzen unterordnet, sich selbst spürt und seinen Weg findet.

Die Organuhr hat ihre Ursprünge in der Traditionellen Chinesischen Medizin (TCM). Dieser jahrtausendealten Heilweise, die auf einem ganzheitlichen Denken basiert, liegt das rhythmische System des Universums zugrunde. Sie sieht den Menschen also in enger Verbindung mit den kosmischen Prinzipien und den Gesetzmäßigkeiten der Erde. Gesundheit ist ein Zusammenspiel von materiellen und seelisch-geistigen Faktoren. Dabei spielen die Stellung der Himmelskörper, die jeweilige Jahreszeit mit den unterschiedlichen Witterungseinflüssen und die Umgebungseinflüsse eine wichtige Rolle. Wirklich fremd sind diese Hinweise der westlichen Welt jedoch nicht. Paracelsus sagte sinngemäß: Wer nicht den Lebensraum und die Stellung der Gestirne in die Diagnose des Krankheitsgeschehens mit einbezieht, darf sich nicht Arzt nennen.

Wer aber stellt nun unsere innere Uhr, wo ist der Taktgeber, wo ist die »Masteruhr«? Wir alle haben einen natürlichen biologischen Rhythmus, der sich dem Sonnenlicht anpasst. Forscher haben festgestellt, dass wir nicht nur diese »Masteruhr« haben, sondern auch einzelne »Uhrwerke« in der Peripherie. Das klingt zunächst ganz einfach und interessant. Es kann aber fatale Folgen haben, wenn wir nicht dem Sonnenrhythmus entsprechend leben. Doch heutzutage macht dies kaum jemand. Dann stimmt die »Masteruhr« als Taktgeber nicht mehr mit den Uhren und den Rhythmen in den einzelnen Organen und Körperregionen überein. Bei einem Orchester spricht man von »Katzenmusik«, wenn jeder das spielt, wonach ihm gerade ist. So etwa »klingt« es im Körper, wenn wir uns nicht im biologischen Einklang befinden.

Den Verlust dieser Synchronisation erleben wir beispielsweise nach Flugreisen, egal in welcher Richtung wir eine oder auch mehrere Zeitzonen überschreiten. Typische Jetlag-Symptome sind Benommenheit, Magenverstimmungen, Müdigkeit am Tag, Schlafprobleme in der Nacht, hormonelle Fehlreaktionen und vieles mehr. Nach einigen Tagen Aufenthalt in der anderen Zeitzone hat sich der körperliche Rhythmus dann auf die neue Sonnensituation eingestellt. Je größer die Verschiebung in der gewohnten Zeit ist, desto länger dauert erfahrungsgemäß auch die Umstellung. Es gilt hier allerdings, auch die innere Flexibilität des jeweiligen Körpersystems zu berücksichtigen: Junge Menschen können sich schneller einer neuen Sonnensituation anpassen als ältere.

Menschen, die in einem wechselnden Schichtdienst arbeiten, müssen sich ebenfalls ständig einem neuen Rhythmus anpassen. Diese Wechsel bergen erhebliche gesundheitliche Risiken. An der Harvard Universität wurden in den vergangenen 30 Jahren 120 000 Krankenschwestern bezüglich ihrer Ernährung, ihrer Bewegung und ihrer Gesundheit untersucht. Die Krankenschwestern, die ständig im Nachtdienst gearbeitet haben, trugen ein um 60 % erhöhtes Risiko in sich, an Brustkrebs oder auch an Darmkrebs zu erkranken als jene mit Tagschichten.

Auch wenn es nicht immer möglich erscheint (oder wirklich nicht immer möglich ist), so ist es doch erstrebenswert, die kosmischen Gesetze und Gegebenheiten, die universellen Rhythmen, von denen wir letztlich ein Teil sind, zu achten und zu respektieren. Zumindest geht es uns damit gesundheitlich, körperlich und seelisch-geistig besser. Allein deswegen schon ist es einen Versuch wert, im Einklang mit dem Sonnenrhythmus zu leben.

Im Tagesverlauf hat jedes Organ seinen absoluten Höhepunkt in der Aktivität. Es gibt als Gegenpol natürlich auch für jedes Organ eine wichtige Ruhephase.

Jedem von uns ist klar, dass unser Tag mit dem Moment des Aufstehens beginnt. Für den einen ist dieser morgens um 5 Uhr, für den anderen nachmittags um 15 Uhr. Der Tag beginnt, ganz egal wann wir aufstehen, für unsere Organuhr jedoch um 3 Uhr morgens – und zwar jeden Tag. Wenn unser Wecker um 7 Uhr klingelt, dann ist die Hauptaktivität der Lunge bereits abgeschlossen, und der Dickdarm ist gerade noch aktiv. Die körperliche Reinigung hat in den ersten Morgenstunden die absolute Priorität, erst dann kommt ab 7 Uhr am Morgen das Frühstück. Wenn Sie den Tag mit einem Glas warmen Wassers beginnen, unterstützen Sie Ihre körperliche Reinigung optimal.

Medizin ist spannend und interessant, wenn wir nicht nur Symptome betrachten und sie bekämpfen, sondern sie als Wegweiser zum Ausgangspunkt von Erkrankungen sehen. Hilfreich sind dabei die Grundlagen der chinesischen und der anthroposophischen Medizin.

Die chinesische Medizin ist eine Heilkunst, die seit mehr als 2000 Jahren existiert. Sie bezieht sich nicht auf einzelne Organe, sondern auf Energiebahnen, die den Körper durchziehen. In diesen Bahnen, den sogenannten »Meridianen«, fließt die körperliche Energie, die als »Qi« bezeichnet wird. Es gibt zwölf Hauptmeridiane, denen jeweils ein Organ oder ein Organsystem zugeordnet ist. In diesem Buch beschreibe ich die einzelnen Organe in ihrer Funktion und ihrer Auswirkung auf den Organismus. Ich gehe auch auf die Zusammengehörigkeit der Organsysteme ein, die sogenannten »Geschwisterorgane«, die in der chinesischen Medizin zusammengefasst als »Funktionskreise« bezeichnet werden. Die anthroposophische Medizin basiert auf den Erkenntnissen der Geisteswissenschaft von Rudolf Steiner. In der Schulmedizin haben diese Erkenntnisse wenig Bedeutung.

In meiner täglichen Arbeit mit Patienten haben mir jedoch gerade die Ansätze der anthroposophischen und der chinesischen Medizin immer den Weg zur richtigen Therapie gezeigt. Deshalb habe ich in die nachfolgende Beschreibung der Organuhr diese beiden medizinischen Richtungen und meine eigenen Erfahrungen einfließen lassen.

Die in den einzelnen Kapiteln beschriebenen Symptome sind stets Möglichkeiten des körperlichen Ausdrucks. Sie sind nicht immer alle gleichzeitig vorhanden. Organe stehen mit einzelnen Zähnen in einer engen Beziehung. Bei jedem Organsystem finden Sie deshalb den entsprechenden Zusammenhang mit den Zähnen. Es gibt dafür nicht immer klare wissenschaftliche Beweise, aber Erfahrungen aus der Praxis. Immer wieder auftretende Organstörungen können ihre Ursache in einem kranken Zahn oder einer entzündeten Zahnwurzel haben. Der Zusammenhang kann aber auch umgekehrt bestehen, indem ein Zahn, der sich immer wieder bemerkbar macht, eine Organbelastung als Grundstörung haben kann. Diese Wechselbeziehung sollte also immer in die ganzheitliche Diagnose einfließen.

Dieses Buch habe ich geschrieben, weil es mir am Herzen liegt, Medizin verständlich zu machen. Krankheit sollte nicht als Übel gesehen werden, sondern als ein vom Körper ausgesendetes Signal zu Erkenntnis und Umkehr. Möge die nachfolgende Beschreibung der Organuhr dazu beitragen, diesem Ziel etwas näherzukommen.

*Die größte aller Torheiten ist,
seine Gesundheit aufzuopfern,
für was es auch sei.*

Arthur Schopenhauer

2. Die Organuhr

Woher wissen unsere Organe, wie spät es ist?

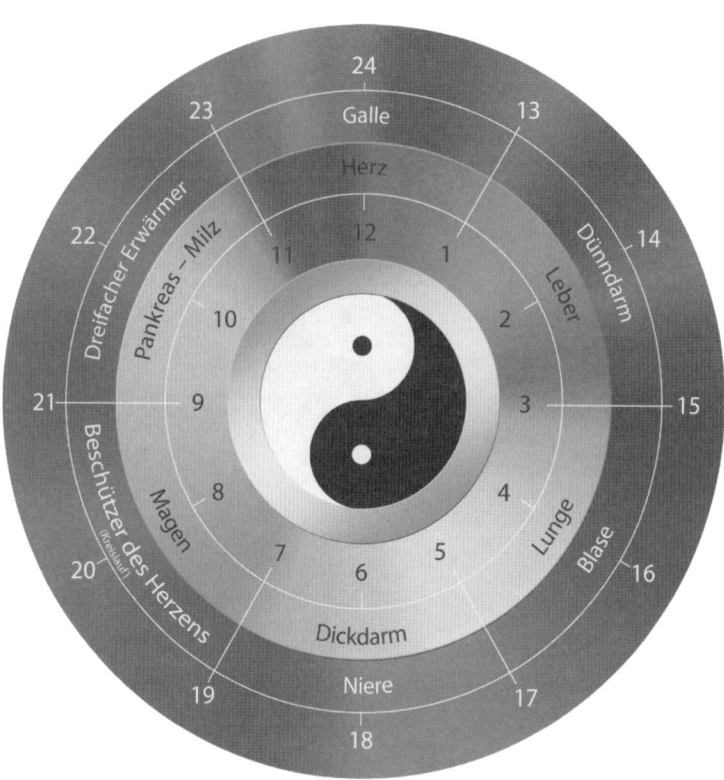

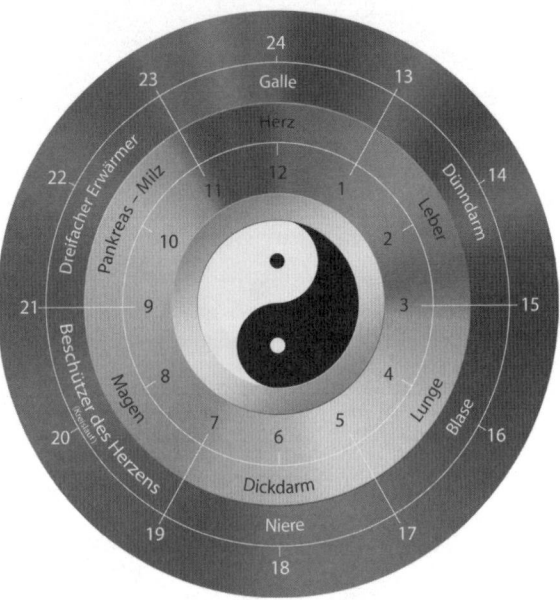

Lunge
Organ für Distanz und Mut, Loslassen, Kreativität und Wandlung

Organzeit	3 bis 5 Uhr stärkste Aktivität	15 bis 17 Uhr schwächste Aktivität

Über die Lunge haben wir einen direkten und relativ ungeschützten Kontakt zu unserer Umwelt, weil wir mit jedem Atemzug eine Verbindung zu ihr herstellen.

In der frühen Embryonalphase entwickelt sich die Lunge aus der Lungenknospe, einem drüsigen Spross, der sich in einem Teil des Vorderdarms bildet. Diese Lungenknospe wandert nach oben, senkt sich baumartig mit Stamm und Krone umgekehrt in uns hinein und bildet einen Hohlraum. In der TCM stehen Lunge und Dickdarm in einem polaren Zusammenhang. Beides sind Organe, deren Zusammenspiel wir bei vielen Krankheitssymptomen wiederfinden. Husten entspricht so beispielsweise Durchfall, oder ein Reizdarm wird als »Asthma des Darms« bezeichnet.

Die Aufgabe der Lunge ist die der Aufnahme von Sauerstoff und der Ausscheidung von Kohlendioxid. Auch hier gibt es eine Parallele zum Darm, der ebenfalls Aufnehmer und Ausscheider ist. Die Lunge ist für die flüchtigen Stoffe zuständig, der Darm für die festen Bestandteile.

Bei der Einatmung wird die Lunge von der Niere unterstützt und gesteuert, während sie die Ausatmung selbst kontrollieren kann. Die Lunge ist das einzige Organ, das wir willentlich beeinflussen können, indem wir die Luft anhalten und so das Ein- oder Ausatmen verhindern.

Loslassen, Wandlung, Kreativität

Wir werden geatmet

Atmen ist ein passiver Vorgang, und auch der Gasaustausch in den Alveolen der Lunge erfolgt passiv durch Diffusion. Man muss die Atmung nur zulassen, alles andere geschieht von selbst. Das klassische Bild beim Asthma ist, den Atem festzuhalten, auch wenn das Gefühl besteht, »keine Luft zu bekommen«. Auch in Schrecksituationen halten wir die Luft an. Wir nehmen uns sozusagen aus dem Fluss des Lebens, wenn wir den Atem unterbrechen. Menschen, die, auch auf den Atem bezogen, nicht loslassen können, sind oft in ihrer schöpferischen Kreativität eingeschränkt.

Im Laufe unseres Lebens müssen wir immer wieder Abschied nehmen. Das Baby, das abgestillt wird, nimmt Abschied vom Säuglingsdasein und entwickelt sich zum Kleinkind. Die Pubertät bedeutet Abschied von der Kindheit. Der Auszug des jungen Erwachsenen aus dem Elternhaus ist für die Eltern oftmals ein schwerer Abschied, für das Kind aber ein großer Schritt ins eigene Leben, den selbst gewählten Lebensraum. Am schwersten fällt der Abschied von einem liebgewonnenen Menschen durch dessen Tod. Die mit dem Abschiednehmen verbundene Trauer, ja das Trauern an sich, ist eine Emotion der Lunge. Nicht loslassen können und Trauer sind dasselbe.

Eine gute Unterstützung erhalten wir in solchen Situationen von der Pflanze Goldrute *(Solidago)*. Sie wird bei schmerzlichen Erfahrungen in Beziehungen und Partnerschaften und beim Verlust von Beziehungen eingesetzt.

Abschied bringt Wandel und Veränderung mit sich. Die Energie der Wandlung finden wir im Kupfer, einem Grundmittel in der Therapie beispielsweise beim Asthma bronchiale. Kupfer ist das Metall, das der Niere zugeordnet wird. Somit wird klar, dass die Niere bei der Asthmabehandlung eine wichtige Rolle spielt.

Emotionen

Die Emotionen der Lunge sind also Kummer und Trauer, einschließlich Melancholie und Depression. Wir finden bei Menschen mit einer Lungensymptomatik häufig eine weinerliche Stimmungslage vor, die sich besonders in Momenten der Erregung zeigt. Eine Neigung zum Weinen ist häufig ein Zeichen für eine versteckte Lungenschwäche.

Die Lunge als Erdenorgan

In der anthroposophischen Medizin wird die Lunge als Erdenorgan bezeichnet. Wachsen und Gedeihen sind ohne Erde nicht möglich. Lustvoll und mit gutem Appetit zu essen, ist somit immer auch ein »Ja« zur Erde. Ebenso wie die Leber mit dem Durst in Verbindung steht, reguliert die Lunge das Hungergefühl. Bei Appetitlosigkeit, insbesondere von Kindern, oder auch bei der »Pubertätsmagersucht« (Anorexia nervosa), muss die Lunge demnach immer in die Therapie einbezogen werden.

In meine Praxis kommen Kinder meist mit Problemen der Atemwege. Es handelt sich bei ihren Beschwerden entweder um ein belastetes Lymphsystem oder eine immer wiederkehrende Bronchitis, die von vielen Kinderärzten als Vorstufe des Asthmas bezeichnet wird. Menschen mit Lungenproblemen werden zur Kur meist ins Gebirge oder an die See geschickt. Beide Gebiete haben starke Gestaltungs- und Lichtkräfte in Form von Kiesel (auch Sand) oder Salz. Auch die gute Luft mag ihr Übriges zur Genesung beitragen.

Es ist immer wieder interessant, wenn Mütter berichten, dass ihre Kinder an der See oder im Gebirge in kurzer Zeit gesund geworden sind. Durch den starken Bezug der Lunge zur Erde ist die Genesung der Kinder ganz einfach nachvollziehbar.

Sinnesorgan

Zu den Aufgaben der Lunge gehört auch die Steuerung des Geruchssinns und des Organs Nase. Es ist nicht selten, dass infolge eines viralen Infekts der oberen Luftwege der Geruchssinn ausbleibt. Die Stärkung der Lunge muss in solchen Fällen bei der Therapie berücksichtigt werden.

Lunge – Haut

Wird eine Neurodermitis, auch atopische Dermatitis genannt, ausschließlich mit Salben, also über die Haut, behandelt, kann sich das Geschehen nach innen verlagern. Es zeigt sich dann das Krankheitsbild Asthma. Hier wird der in der Chinesischen Medizin bekannte Zusammenhang zwischen der Lunge und dem dazugehörigen Gewebebereich Haut sehr deutlich. Die Behandlung müsste dann homöopathisch rückläufig, nämlich von der Lunge zur Haut durchgeführt werden. Aus dem Asthma wird wieder eine Neurodermitis, bevor es dann zur kompletten Ausheilung kommen kann.

Zähne

Die oberen Zähne 14 und 15 auf der rechten Seite und 24 und 25 auf der linken Seite sind der Lunge und dem Dickdarm zugeordnet. Die Zähne 14 und 24 werden häufig entfernt, um im Kieferbereich Platz für die anderen Zähne zu gewinnen. Die Auswirkungen solcher kieferorthopädischer Behandlungen sind wenig untersucht, sie können aber auf jeden Fall als ein Eingriff in die natürliche Persönlichkeits- und Seelenentwicklung gesehen werden.

Lunge – Nebenniere

Die Lunge findet in hormoneller Hinsicht ihre Entsprechung in der Nebenniere. Diese kleine Drüse sitzt auf der eigentlichen Niere und steuert über ihre Hormone das Immunsystem. Wir finden bei einer gestörten Nebenniere neben Immunerkrankungen auch Rheuma, Asthma, Neurodermitis, Hyperaktivität oder Autismus vor.

Was passiert noch zwischen 3 und 5 Uhr im Körper?

Unser Schlafhormon Melatonin wird verstärkt ausgeschüttet, damit wir einen ruhigen und entspannten Schlaf haben. Gleichzeitig beginnt im Körper eine harmonische Umschaltung im vegetativen Nervensystem.

Der Einfluss des Parasympathikus[3], der uns Ruhe und Entspannung bringt, nimmt ab, und der Einfluss des Sympathikus, der für Aktivität und Dynamik sorgt, nimmt zu. Bei Sorgen, Stress und Ängsten kommt es sehr leicht vor, dass wir in der Zeit zwischen 3 und 5 Uhr nicht mehr richtig schlafen können.

Beschwerden an der Lunge zeigen sich überwiegend in diesem Zeitfenster. Der Blutdruck steigt langsam an. Menschen mit Herzschwäche erwachen oftmals um diese Zeit, weil sie wegen des auftretenden Lungenödems (Wasseransammlungen in der Lunge) schlecht Luft be-

---

[3] Der Parasympathikus ist neben dem Sympathikus und dem Darmnervensystem einer der drei Bestandteile des vegetativen Nervensystems.

kommen. Zwischen 4 und 5 Uhr treten auch Asthmaanfälle am häufigsten auf. Laut Statistik werden die meisten Fehler während der Nachtarbeit gemacht. Bei Menschen mit Magenschwüren sind diese beiden Stunden die Krisenzeit. Der plötzliche Kindstod, ein bisher noch unerklärbares Phänomen, tritt dann am gehäuftesten auf. Diese beiden Stunden am frühen Morgen sind auch die Zeit, in der die meisten Menschen sterben, unabhängig von der Grundursache.

Was tut der Lunge gut?

Ein gesundes Maß an körperlicher Betätigung, am besten in den geographisch für die Lunge geeignetsten Gebieten, im Gebirge oder am Meer, ist eine gute Prophylaxe für eine gesunde Lunge. Übungen zur bewussten Atmung oder Yoga sind eine gute Ergänzung dazu.

Die Gundelreben-Urtinktur[4] *(Glechoma hederacea)* unterstützt das Loslassen und die Erneuerung. In Kombination mit Geduld und Gelassenheit erweckt sie das Vertrauen des Patienten in die Selbstheilungskräfte des Körpers. Durch ihre Wärme- und Lichtkräfte bringt diese Urtinktur neue Lebensenergie in bereits erstarrte Prozesse. Die Gundelrebe ist eine wunderbare Pflanze, die insbesondere bei Atemwegserkrankungen, Asthma und Nierenbeschwerden eingesetzt wird.

---

4 »Urtinktur« ist ein Begriff aus der Homöopathie. Es handelt sich dabei um unverdünnte pflanzliche Presssäfte oder auch Auszüge

Die Storchenschnabel-Urtinktur *(Geranium robertianum)* wirkt über die Aktivierung der Lymphe auf körperlicher Ebene reinigend und entgiftend. Analog wirkt sie auch auf seelischer Ebene befreiend und lösend.

Zur Lunge passen Nahrungsmittel mit pikanter und scharfer Geschmacksqualität. Sofern sie zum körpereigenen Stoffwechsel passen, sind dies beispielsweise Wildgerichte, Hafer, Radieschen, Harzer Käse und Pfefferminztee.

*Wer nicht jeden Tag
etwas für seine Gesundheit aufbringt,
muss eines Tages sehr viel Zeit
für die Krankheit opfern.*

                                                Sebastian Kneipp

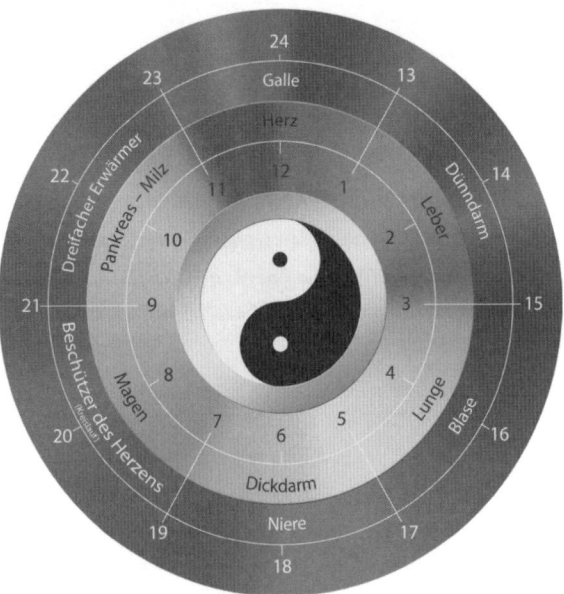

Dickdarm
Organ des Annehmens und des Loslassens

Organzeit	5 bis 7 Uhr stärkste Aktivität	17 bis 19 Uhr schwächste Aktivität

Wenn es um den Dickdarm geht, denken wir unweigerlich an Ausscheidungen und Kot. Schon bevor es Laboranalysen und Computertomographie gab, interessierten sich die Ärzte immer für die Ausscheidungen ihrer Patienten, weil sie daraus sozusagen ablesen konnten, was im inneren Stoffwechsel vor sich ging. Auf die Frage nach der Beschaffenheit ihres Stuhlgangs antworten Patienten heute fast immer mit »normal«. Dies liegt wohl daran, dass schließlich jeder nur seinen eigenen Stuhl kennt, der fest, weich oder breiig sein kann, auch die Häufigkeit des Stuhlgangs, von mehrmals täglich bis einmal wöchentlich. Generell lässt sich jedoch sagen, dass, wenn ein Mensch an zu breiig-flüssigen Stühlen leidet, dies ein Zeichen für eine zu schwache formgebende Kraft des Darms ist. Sind umgekehrt die Verdauungskräfte zu schwach ausgebildet, kommt es zu trockenen, kleinen Ausscheidungen.

Als letzter Abschnitt des Verdauungstrakts schließt der Dickdarm an den Dünndarm an und umgibt ihn mit seinen 1,5 Metern Länge von fast allen Seiten. Der Dickdarm ist mit einer für den Organismus wichtigen Mikroflora (Darmbakterien) besiedelt.

Annehmen

Für die Aufnahme von Nahrungsmitteln ist der Dünndarm zuständig. Der Dickdarm ist aber kein reines Ausscheidungsorgan: Ihm kommt auch eine zentrale Funktion im Immunsystem zu, weil er für die Resorption von Wasser und verschiedener Mineralstoffe aus dem Darminhalt zuständig ist. Das Annehmen im Dickdarm erfolgt in aller Ruhe und mit aller Gelassenheit. Chaos und Stress sind für diesen Prozess nicht förderlich.

Annehmen steht immer für das weibliche Prinzip und betrifft im Wesentlichen die linke Körperseite. Bei Störungen der linken Körperhälfte können wir von einem gestörten Prinzip des Annehmens ausgehen.

Loslassen

Durch die Illeozäkalklappe leitet der Dünndarm dem Dickdarm die Masse zu, die er selbst nicht weiterverarbeiten kann. Diese Klappe verhindert ihren Rückfluss in den Dünndarm.

Ist die Masse einmal im Dickdarm, wird sie komplett durch ihn hindurchbefördert. Auf diesem Weg entzieht der Dickdarm dem Brei immer mehr Flüssigkeit und holt sie wieder ins Blut zurück. Am Ende des Dickdarms, nachdem von der Nahrungsaufnahme ab viele einzelne Organe ihre Arbeit geleistet haben, ist der Stuhl geformt. Der Ausscheidungsvorgang ist für unseren Körper sehr wichtig.

Mit dem Stuhl gibt man letztendlich etwas her, man muss sich von etwas trennen. Ist die erste anale Phase eines Kindes gestört, wird ihm nicht beigebracht, wie gut und wichtig der Stuhlgang ist, kann es sich angewöhnen, den Stuhl zurückzuhalten. Verstopfungen bei Erwachsenen haben häufig diesen Hintergrund. Sie halten ihren Stuhl zurück, weil sie nie vermittelt bekommen oder aber verlernt haben, dass das Loslassen wichtig ist.

Seit mehr als 20 Jahren führen wir in unserer Praxis Dickdarm-Wasserspülungen (auch Colon-Hydrotherapie genannt) durch. Es ist immer wieder interessant und spannend, was während dieser Therapie in den Patienten alles bewirkt wird. Durch das Lösen von Kotsteinen oder Verhärtungen im Darm und im Darmsegment kommt es häufig zu emotionalen Gemütsregungen bis hin zu Tränenausbrüchen. Die Patienten fühlen sich körperlich (durch die Darmspülung) und damit auch seelisch-geistig leichter und wohler.

Emotionen

Dem Dickdarm werden, ähnlich wie der Lunge, Trauer und Melancholie zugeordnet.

Sinnesorgan

Während einer Darmspülung berichtete ein Patient, er habe eine freie Nase bekommen, was er sonst nur kenne, wenn er ein schleimhautabschwellendes Mittel anwende. Ich erklärte ihm den Zusammenhang zwischen Nase und Dickdarm und wusste, wir waren mit dem Therapieansatz auf dem richtigen Weg.

Die Nase und auch die Nasennebenhöhlen stehen in engem Zusammenhang mit dem Darm. Die häufigste Ursache für eine immer wiederkehrende Nasennebenhöhlenentzündung ist demnach ein funktionell gestörter Darm.

Darm – Lunge – Haut

Die Atemwege, der Darm und die Haut reagieren auf Störungen der Innen-Außen-Beziehung im Körper. Eine Neurodermitis ist beispielsweise für jeden sichtbar. Es gibt Menschen, die sich davon abgestoßen fühlen, und der Patient leidet, weil er sich abgelehnt und isoliert fühlt. Die entsprechende Störung in der Lunge wäre Asthma und im Darm eine Entzündung (Reizdarm). Diese Störungen sind nicht für jeden sichtbar und doch auf die gleiche Dynamik zurückzuführen.

Alle Erkrankungen, die wir an der Haut sehen können, weisen uns auf Störungen im Inneren hin. Erkrankungen der Lunge und der Haut sollten immer mit einer intensiven Diagnostik des Darms einhergehen. Hauterkrankungen, die im Herbst auftreten und den Patienten den Winter über erhalten bleiben – was bei einer Neurodermitis häufig der Fall ist –, sollten uns immer an den

Funktionskreis Lunge und Dickdarm denken lassen, der, wenn er gestört ist, in dieser Zeit des Jahres seine Beschwerden zutage bringt.

Zähne

Wie bereits erwähnt, sind die oberen Zähne 14 und 15 auf der rechten Seite und die Zähne 24 und 25 auf der linken Seite des Kiefers der Lunge und dem Dickdarm zugeordnet.

Was tut dem Dickdarm gut?

Jeden Morgen mit einem Glas warmem Wasser zu beginnen, für ausreichend Bewegung zu sorgen und die für den Stoffwechsel optimalen Nahrungsmittel zu sich zu nehmen, ist eine gute Unterstützung für den Dickdarm.

Zusammenfassung: Lunge – Dickdarm		
Organe	Lunge	Dickdarm
stärkste Aktivität	3 bis 5 Uhr	5 bis 7 Uhr
Ruhezeit	15 bis 17 Uhr	17 bis 19 Uhr
Element	Metall	
Funktion körperlich	Austausch Permeabilität	
Funktion seelisch	Kreativität Austausch	
Qualität	Distanz und Mut	Annehmen
	Kreativität und Wandlung	Loslassen
Emotionen, Gefühle	Melancholie Trauer	
Hormonsystem	Nebenniere	
Sinnesorgane	Nase (Geruch)	
Körpergewebe	Haut Körperhaar	
Körperflüssigkeit	Lymphe	
Ausdruck der Kraft	Körperhaare	
Geschmack	scharf, pikant	
Geruch bei Krankheit	verdorben, modrig, fischig	
Farbe	Weiß	
Klima	Trockenheit	

Planetenzuordnung	Merkur	Uranus
Jahreszeit	Herbst	
Zähne	Oberkiefer 14/15 und 24/25 Unterkiefer 36/37 und 46/47	
Grundfunktion	Intuition Empfänglichkeit	
verwirklicht	Innerlichkeit	
nicht verwirklicht	Melancholie Wundsein der Seele	
Erkrankungszeichen	Husten, Niesen	Verstopfung/Durchfall
	Asthma	kariöse Zähne
	Heiserkeit	Schwerhörigkeit
	Grippale Infekte	Nasenbluten
	gestörte Motorik	Schulterschmerz
	Schulter-Nacken-Verspannungen	Armschmerzen
	Übergewicht	häufiges Urinieren
	Anorexia Nervosa (Magersucht)	Beschwerden der Lendenwirbelsäule
	Appetitlosigkeit	niedriger Blutdruck
Schüßler Salz	Nr. 11: Silicea	Nr. 4: Kalium chloratum
Pflanzen	Gundelrebe *(Glechoma hederacea)*	Salbeiblätter *(Salvia)*
	Storchenschnabel *(Geranium)*	Kapuzinerkresse *(Tropaeolum majus)*

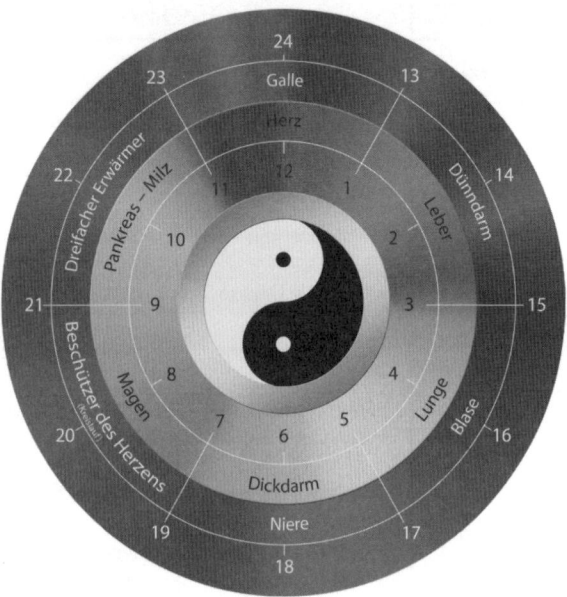

Magen
Organ der Lebensfreude und der Gier

Organzeit	7 bis 9 Uhr stärkste Aktivität	19 bis 21 Uhr schwächste Aktivität

Der Mund ist für die Nahrung auf dem Weg zum Magen die erste Eingangstür in den Körper. Die Kontrolle, ob das Aufgenommene im Körper weiterverarbeitet werden soll, erfolgt dann am Magenpförtner. Der Magen selbst »erkennt« allerdings nicht genau, was er bekommt, denn seine Schleimhaut kann nur grobe Reize empfinden wie beispielsweise Kälte, Bitterstoffe oder Säure. Der Magen nimmt also alles nur auf, trifft aber keine Entscheidungen. Erst der ihm nachfolgende Dünndarm entscheidet, was weiter geschehen soll.

Der Magen bereitet die Nahrung auf die Verdauung im Darm vor, indem er sie durchknetet, zerkleinert und sterilisiert. Der dafür notwendige Magensaft ist eine klare, transparente Flüssigkeit, die etwas salzig und ziemlich sauer ist. Die Magensäure ist ein sehr starkes natürliches Lösungsmittel, sie kann Bakterien töten und selbst härteste Knochen auflösen. Diese Säure kann selbst rohes Fleisch verdauen, ohne jedoch das eigene Gewebe anzugreifen, weil dank der Magenschleimhaut die eigenen Zellen geschützt bleiben. Schon der Gedanke an Nahrung, der Geruch oder der Geschmack regen die Zellen der Magenschleimhaut zur Sekretion von Magensaft an.

Mit dem Magen beginnend, haben alle Verdauungsorgane ihre maximale Aktivität am Vormittag und am frühen Nachmittag. Da demnach die jeweilige Minimalzeit am Abend und in der Nacht liegt, bedeutet dies, dass die Verdauung danach nur sehr sparsam erfolgt.

Am späten Abend genussvoll ein Bier oder ein Glas Wein zu trinken, dazu einige Scheiben Brot mit Wurst oder Käse zu essen, mag uns vielleicht zunächst sehr zufriedenstellen, aber für den Stoffwechsel ist dies eine Herausforderung. Alle Organe, die nach dem vermeintlichen Genuss für die Verarbeitung dieser Nahrungsmittel benötigt werden, sind bereits in der Ruhephase. Die Aussage der alten Volksweisheit »Frühstücken wie ein Kaiser, mittagessen wie ein König und abendessen wie ein Bettelmann« ist durchaus sehr sinnvoll. In der heutigen Zeit ist das Essverhalten jedoch eher umgekehrt: Morgens frühstückt man gar nicht, mittags nimmt man zwischen zwei Terminen schnell einen Snack zu sich, und abends futtert man dann in aller Ruhe. Besonders Rohkost und Obst am späteren Abend verursachen nachts Gärungsprozesse im Körper. Dabei werden Fuselalkohole gebildet, die auf die Dauer die Leber stark schädigen können. Zu spätes Essen ist zudem eine sehr häufige Ursache für chronische Erkrankungen.

Im individuellen Ernährungsprogramm von »gesund & aktiv« wird den Teilnehmern nahegelegt, drei Mahlzeiten am Tag zu essen. Das Frühstück darf keinesfalls ausgelassen werden. Da der Körper morgens Kohlenhydrate rascher verbrennt als abends, darf es ruhig kohlenhydratreich sein, und auch mengenmäßig ist es nicht begrenzt. Mittags und abends werden dann die jeweils zur Aktivität des Stoffwechsels passenden eiweißhaltigen Nahrungsmittel und Gemüsesorten empfohlen.

Bei neueren Forschungen wurde das Hungerhormon »Ghrelin«[5] entdeckt. Es handelt sich dabei um ein kleines Peptid, das vornehmlich im Magen und im oberen Dünndarmbereich gebildet wird. Ghrelin wirkt im Gehirn stark appetitanregend. Forscher sehen dieses Masthormon als Produkt der Genetik der Tiere, das diese vermutlich im Laufe der Evolution entwickelt haben, um Fett zu speichern, damit sie in Hungerzeiten eine bessere Überlebenschance haben. Es ist allerdings noch nicht eindeutig geklärt, ob ein leerer Magen der Auslöser für den Ghrelinanstieg ist, oder ob nicht das Gehirn den Anstieg anregt, wenn es eine Mahlzeit für notwendig hält.

Der Magen gehört, wie auch die Milz und die Bauchspeicheldrüse, zu den Organen der Körpermitte. Dort wirkt auch das vegetative Nervengeflecht, das wir als »Sonnengeflecht« oder auch als »Solarplexus« bezeichnen. Sehr häufig wirken sich Stress, Ärger und Anspannung über dieses Sonnengeflecht direkt auf den Magen aus. Der Ausdruck »es schlägt mir auf den Magen« hat hier seinen Ursprung.

---
5 Dieser Begriff ist das Akronym für »Growth Hormone Release Inducing«.

Lebensfreude und Gier, Heilung und Aggression

Die Qualität des Magenmeridians ist je nach Betrachtung unterschiedlich. Die Begriffe »Lebensfreude und Gier« beziehen sich auf das, was wir aufnehmen.

Haben wir zu viel gegessen, fühlen wir uns anschließend voll und schwer. Der Magen ist gefüllt, und wir spüren eine innere Trägheit und Müdigkeit. Der erste Griff zur Schokolade oder zu den Nüssen erweist sich nachträglich als Fehler, denn das Verlangen nach mehr ist meist nur schwer zu stoppen.

Doch nicht nur die Nahrungsaufnahme kann zu viel für den Magen sein, sondern auch das, was wir tagtäglich erledigen müssen. Stress kann bekanntlich zu Magenbeschwerden und Geschwüren im Dünndarm führen. Es muss aber doch nicht immer alles noch mehr, noch größer und noch schöner werden. Ein angemessenes Maß an An- und Entspannung tut auch unserem Magen gut.

Die Begriffe »Heilung und Aggression« beziehen sich auf die Besaftung durch den Magen, also die Produktion von Magensäure. Aggression kann als vitale Kraft im Leben sehr sinnvoll sein. Nutzt man sie aber als Gegenwehr, verpufft die Kraft und Dynamik, und die Magenenergie wird geschwächt.

Emotionen

Die Emotion des Organsystems Magen/Milz und Bauchspeicheldrüse (letztere wird auch Pankreas genannt) ist Schwermut. Dies zeigt sich besonders bei Patienten, die in ihrer Lebenseinstellung überwiegend an Vergangenem haften. Grübeln, das Kreisen der Gedanken um ein und dasselbe Thema, führt zu Unzufriedenheit und Niedergeschlagenheit. Grübeln und die daraus möglicherweise entstehende Schwermut haben einen zu langsamen Energiefluss zur Folge, der Stoffwechsel wird geschwächt, und es kann zu Gewichtszunahme und Verstopfungen kommen.

Der Magen hat aufgrund des Verlaufs des Magenmeridians einen Bezug zur Schilddrüse. Symptome der Schilddrüse können also in Zusammenhang mit dem Magen stehen. Über den Funktionskreis Magen/Milz und Pankreas besteht eine weitere Beziehung zum Hormonsystem, zur Epiphyse, die nach den Erkenntnissen der anthroposophischen Medizin auch für die Blutbildung verantwortlich ist.

Sinnesorgan

Der Öffner für den Magen ist der Mund, durch ihn werden die Speisen zugeführt. Als Sinnessystem wird dem Magen der Geschmack zugeordnet.

Zähne

Die Zähne 16 und 17 sowie 26 und 27 im Oberkiefer und dementsprechend 34 und 35 sowie 44 und 45 im Unterkiefer werden dem Magen zugeordnet. Zahn 17 hat außerdem einen Bezug zur Epiphyse, 34 und 35 sowie 44 und 45 haben einen Bezug zu den Mammae, den weiblichen Brüsten.

Gerade die Mundhöhle ist der Ort vieler Störfaktoren, die sich auf den Magen auswirken. Kariöse oder avitale (tote) Zähne, Parodontose und Amalgamfüllungen können sich auf das zugehörige Organsystem auswirken.

Bezug zu anderen Organen

Der Magen hat einen sehr engen physiologischen Bezug zu den ihm nachfolgenden Verdauungsorganen.

Der Körper versucht immer, ein Krankheitsgeschehen nach außen zu bringen, entweder über die Haut oder über die Schleimhäute.

Eine ständige Nasennebenhöhlenentzündung ist solch ein Versuch. Durch die Anwendung von Nasenspray wird diese Schwellung unterdrückt, und das Geschehen wird in den Magen zurückgedrängt. Mögliche Folgeerscheinungen können Magengeschwüre sein.

Was passiert noch zwischen 7 und 9 Uhr im Körper?

Die Verdauung läuft auf Hochtouren, die Produktion der Hormone wird angekurbelt, und es besteht eine relative Schmerzunempfindlichkeit.

Was tut dem Magen gut?

Geduld und Ruhe, regelmäßige Mahlzeiten und nicht zu spätes Essen sind für den Magen sehr wichtig. Zudem sollte nur das in den Magen eingeführt werden, was auch wirklich bekömmlich ist, wozu der Organismus sozusagen ein klares »Ja« verlauten lässt.

Bitterstoffe wie Enzian, Tausendgüldenkraut und Wermut sind bewährte Pflanzen, die dem Magen guttun. Die Meisterwurz *(Peucedanum ostruthium)* ist hilfreich für das Selbstbewusstsein. Menschen, die sich allerlei schädigenden Einflüssen öffnen, die aus mangelnder innerer Sicherheit leicht angreifbar sind, können sich durch diese Pflanze stärken. Auf körperlicher Ebene stärkt Meisterwurz den Magen.

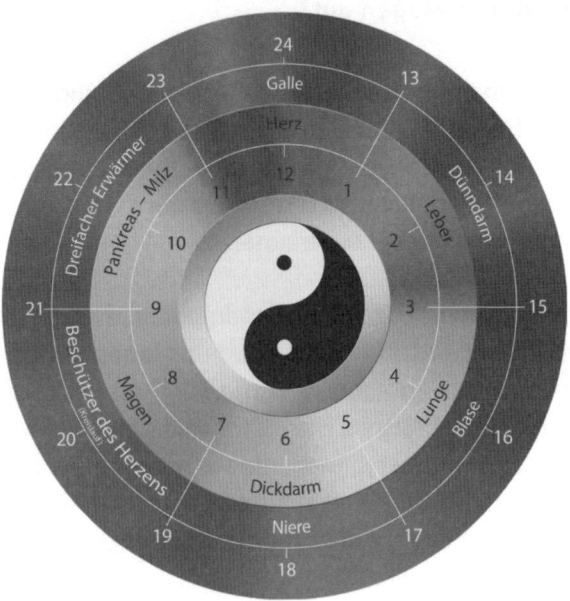

Milz und Bauchspeicheldrüse
Organe des Denkens und der Beziehung

Organzeit	9 bis 11 Uhr stärkste Aktivität	21 bis 23 Uhr schwächste Aktivität

Milz und Bauchspeicheldrüse gelten als eine Einheit und repräsentieren die Körpermitte am stärksten. Sie sind zudem eng mit der Entwicklung der individuellen Persönlichkeit verbunden. Diese kann sich aber nur entwickeln, wenn ein Sich-Abgrenzen gegenüber der Außenwelt stattfindet. Auf der körperlichen Ebene hilft uns das Immunsystem dabei, ein Ich vom Nicht-Ich zu unterscheiden. Die Milz schützt unser Inneres, sie stellt das große Bollwerk gegen eingedrungene Fremdkörper dar, sie ist also eines unserer wichtigsten Immunorgane. Alle roten Blutkörperchen durchlaufen eine Kontrolle in der Milz. Vorwiegend solche, die älter als 120 Tage sind, sowie instabile Blutkörperchen werden abgegeben. Durch diesen Reinigungsprozess kann sich neues Blut bilden. Der freigewordene rote Blutfarbstoff wird der Leber zugeführt, die daraus den Gallenfarbstoff aufbaut. Aus dem ehemals lebendigen, süßen, roten Blut wird in der Leber eine zähflüssige, bittere, grünliche Flüssigkeit für die Galle – eine wahrhaft einzigartige Metamorphose. An diesem Beispiel wird die enge Verbundenheit zwischen Milz und Galle deutlich.

Können Menschen sich nicht ausreichend gegen äußere Einflüsse abgrenzen, werden sie überschwemmt von

Eindrücken, entsteht eine seelische Hüllenlosigkeit. Umgekehrt können sich Menschen auch völlig nach außen abgrenzen. Sie werden eigensinnig oder sogar autistisch. Diese Menschen haben keinen emotionalen Kontakt zu anderen, sie führen ein Eigenleben in sich selbst. In zahlreichen Untersuchungen konnte nachgewiesen werden, dass mit dem die Bauchspeicheldrüse stimulierenden Hormon Secretin vielen Autisten geholfen werden kann.

Auf der metallischen Ebene hat auch Blei einen starken Einfluss auf diese Abgrenzungsprozesse. Wir kennen dies von der Bleischürze bei Röntgenuntersuchungen. Eine zu starke Abgrenzung wird mit hohen Potenzen, eine zu schwache Abgrenzung mit niedrigen Potenzen des homöopathischen Arzneimittels Blei behandelt.

Durch die in unserer Praxis durchgeführten Schwermetalluntersuchungen sehe ich zudem den Zusammenhang zwischen Blutbildungsstörungen und Bleibelastungen immer wieder bestätigt.

Die Milz ist unter anderem auch der Mittler oder das Bindeglied zwischen den Jahreszeiten. Sie ist das Organ des Übergangs und spielt beim Übergang eines Menschen in seine zweite Lebenshälfte eine große Rolle. Ist die Lebensmitte überschritten, haben sich Familie, Beruf, Karriere und Kinder geordnet, dann ist es Zeit für eine Rückschau und Zeit, sich neu zu orientieren. Der Übergang in die zweite Hälfte des Lebens wird von der Milz begleitet. Dieser Zeitpunkt geht meistens einher mit den Wechseljahren (Klimakterium), dem Wandel von der irdischen in die geistige Mutterschaft. Dieser Wandel bezieht sich im Übrigen nicht nur auf Frauen, sondern auch auf Männer. Sollten in diesem so wichtigen Lebensabschnitt Beschwerden auftreten, muss die Milz in das Behandlungskonzept einbezogen werden.

Während der Magen für die Aufnahme der Nahrungsmittel zuständig ist, sind Milz und Bauchspeicheldrüse für die Aufspaltung der Nahrungsmittel in verdauliche Moleküle verantwortlich, damit eine Aufnahme durch den Dünn- und Dickdarm erfolgen kann. Zu den Aufgaben von Magen, Milz und Bauchspeicheldrüse zählt auch die Kompetenz für die Zeit ab der Einnistung von Leben in die Gebärmutter bis hin zum Stillen des neugeborenen Säuglings. Speziell in der Milz finden wir das mütterliche Prinzip, das Prinzip von Mutter Erde.

Qualität: Denken

Das Wesen von Milz und Bauchspeicheldrüse ist es, Impulse, Eindrücke und Gedanken aufzunehmen, damit diese um- und eingebaut und zu etwas »Eigenem« werden können. Körperlich gesehen bedeutet dies, aus einem Stück Fleisch kleinste Bestandteile an Eiweißen herzustellen und daraus eigene Zellen aufzubauen. Psychisch gesehen heißt es, aus Impulsen von außen eine eigene Meinung oder Überzeugung zu entwickeln.

Aufgrund der hiesigen Ernährungsgewohnheiten und der starken Kopflastigkeit unserer Gesellschaft sind Milz und Bauchspeicheldrüse ein sehr strapaziertes Organsystem. Die Ernährung ist meist zu kalt, zu schwer, zu fett und zu kohlenhydrathaltig. Insgesamt wird zu viel, zu schnell, zu spät und zu unkontrolliert gegessen. Das überfordert Milz und Bauchspeicheldrüse genauso wie eine pausenlose intellektuelle Beschäftigung.

Qualität: Beziehung

Milz und Bauchspeicheldrüse werden gemeinsam mit dem Magen über das bereits erwähnte Nervengeflecht Solarplexus gesteuert. Dieser Bereich ist auch als drittes Chakra bekannt. Dort ist der Sitz unserer Persönlichkeit.

Jede Beziehung, ob privat oder geschäftlich, hat immer auch eine emotionale Qualität. Über das Sonnengeflecht haben wir bewusst und auch unbewusst den emotionalen Kontakt zueinander. Die Fähigkeit, eine Beziehung eingehen zu können, ist somit auch auf die Aktivität von Magen, Milz und Bauchspeicheldrüse zurückzuführen.

Emotionen

Überschreitet das Sich-Gedanken-Machen ein gesundes Maß, beginnen die Gedanken, um ein bestimmtes Thema zu kreisen. Es kommt zu keinem wirklichen Ergebnis, und auch die körperliche Aktivität verringert sich. Die Gedanken drehen endlose Runden, und die Sorge wird zu einer unlösbaren Last. Ein Übermaß an Sorgen kann sich auf körperlicher Ebene krankhaft auswirken. Sorgen zehren an der Energie von Milz und Bauchspeicheldrüse und haben einen Einfluss auf den Ernährungszustand. Mit der Zeit kann es zu Untergewicht (Anorexia), oder zu Übergewicht (Adipositas) kommen.

Über das Sonnengeflecht gehen wir mit unseren Gefühlen nach außen. In der Laboranalyse unterscheiden wir, ob es sich um einen Gefühlsstau oder eine Unterfunktion des Organs handelt. Beim Gefühlsstau kann der Mensch seine innere Liebe und seine Gefühle nicht nach außen bringen. Entweder hat er es nie gelernt, oder der entsprechende Partner fehlt. Bei einer Unterfunktion hingegen entstehen erst gar keine Gefühle, die nach außen transportiert werden könnten.

Hormonsystem – Drüsensystem

Milz und Bauchspeicheldrüse und der Magen haben eine enge Verbindung zur Epiphyse, dem »Chef« des blutbildenden Systems. Hat ein Mensch zu viele oder zu wenige feste Bestandteile im Blut, kann die Ursache dafür hier liegen. Insbesondere bei einem zu niedrigen Anteil an Blutplättchen (Thrombozyten) wird in der Medizin oftmals nicht an die Überprüfung der Funktionsweise von Milz und Bauchspeicheldrüse gedacht.

Sinnesorgane

Die Beschaffenheit der Lippen steht im Zusammenhang mit der Stärke der Milz und der Bauchspeicheldrüse. Trockene Lippen sind immer ein Hinweis auf Schwächen dieser beiden Organe. Es ist sicherlich nicht der optimale Weg, ein Leben lang die Lippen anzufeuchten, wenn es doch sinnvoller wäre, Milz und Bauchspeicheldrüse zu überprüfen und sie gegebenenfalls zu aktivieren.

Zähne

Im Oberkiefer finden wir den Bezug zu den Zähnen 16 und 17 sowie 26 und 27 und dementsprechend im Unterkiefer zu 34 und 35 sowie 44 und 45. Zahn 34 zeigt, wie wir unsere Wünsche in unserer unmittelbaren Umwelt zum Ausdruck bringen.

Bezug zu anderen Organen

Milz und Bauchspeicheldrüse stehen in physiologischer Verbindung zu den ihnen nachfolgenden Verdauungsorganen, dem Dünndarm und dem Dickdarm. Die Milz gilt, wie bereits besprochen, auch als Vorbereiter der Gallensäfte. Dadurch hat sie einen sehr engen Kontakt zur Leber. Die Bauchspeicheldrüse gehört zu der Drüsenkette, die aus der Ohrspeicheldrüse, der Bauchspeicheldrüse und den Keimdrüsen (Ovarien oder Hoden) besteht. Durch diese Verbindungskette ist Mumps, aber auch die Impfung gegen Mumps, immer ein Risiko für die Organreihe. Durch Mumps kann es zu Diabetes mellitus oder sogar zur Zeugungsunfähigkeit kommen.

Was passiert noch zwischen 9 und 11 Uhr im Körper?

Der Körper ist in dieser Zeit sehr widerstandsfähig. Deshalb sind diese Stunden eine gute Zeit für operative Eingriffe oder Röntgenaufnahmen. Es findet auch eine beschleunigte Wundheilung statt. Das Kurzzeitgedächtnis hat die größte Aufnahmefähigkeit, und insgesamt ist die geistige Lernfähigkeit dann am höchsten.

Was tut Milz und Bauchspeicheldrüse gut?

Ein Besuch bei Freunden, ein nettes Wort oder eine schmeichelhafte Geste, Bestätigung, Lob und Anerkennung sind alles Dinge, die dem Sonnengeflecht guttun. Alles, was uns den Weg zur inneren Bestimmung finden lässt, ist gut für Milz und Bauchspeicheldrüse.

Die Wegwarte *(Cichorium intybus)* ist in meiner Praxis ein häufig verschriebenes Mittel. Es bringt uns aus der Gedankenflut von gestern und morgen heraus und stattdessen in das klare Hier und Jetzt, in den Moment des Augenblicks. Die Wegwarte hilft uns, Entscheidungen zu fällen und Klarheit und Ausrichtung auf das Wesentliche zu finden. Sie unterstützt uns auf dem Weg zu uns, zu unserer inneren Bestimmung, zu unserem inneren Selbst.

Zusammenfassung: Magen – Milz und Bauchspeicheldrüse		
Organe	Magen	Milz und Bauchspeicheldrüse
stärkste Aktivität	7 bis 9 Uhr	9 bis 11 Uhr
Ruhezeit	19 bis 21 Uhr	21 bis 23 Uhr
Element	Erde	
Funktion körperlich	Kontakt Aufschließen	
Funktion seelisch	Erkennen Synthese	
Qualität	Lebensfreude und Gier	Denken
	Heilung und Aggression	Beziehung
Emotionen, Gefühle	Schwermut, Sorge, Grübeln, Nachdenken	
Hormonsystem	Epiphyse, Schilddrüse	
Sinnesorgane	Mund (Geschmack)	
Körpergewebe	Bindegewebe, Muskulatur, Bänder Fett Mammae, Gebärmutter Nasennebenhöhlen Knie vorn	
Körperflüssigkeit	Speichel, Schleim	
Ausdruck der Kraft	Lippen	

Geschmack	süß
Geruch bei Krankheit	unangenehm süßlich
Farbe	Gelb
Planetenzuordnung	Saturn — Neptun
Jahreszeit	Spätsommer
Zähne	Oberkiefer 16/17 und 26/27 Unterkiefer 34/35 und 44/45
Grundfunktion	Ratio (Vernunft) Erkenntnis
verwirklicht	Reflexion
nicht verwirklicht	richten, werten, sich sorgen
Erkrankungszeichen	Appetitlosigkeit — Blutbildung am Essen mäkeln — wenige/viele Blutplättchen schwere Beine — Blähungen trockene Haut — breiiger Stuhlgang immer in Eile sein — Übersäuerung des Magens Übelkeit, Erbrechen — trockener Mund/viel Speichel Verstopfung — Hüftgelenke/Kniegelenke

Erkrankungs-zeichen	Schilddrüsen-erkrankungen Lymphgebiet des Kehlkopfes leichte Erkältung	Verlangen nach Süßem Entzündung der Bauchspeicheldrüse Entzündung der Ohrspeicheldrüse Launenhaftigkeit leicht resigniert Hautekzeme Magersucht
Schüßler-Salz	Nr. 12: Calcium sulfuricum	Nr. 10: Natrium sulfuricum
Pflanzen	Tausendgüldenkraut *(Centaurium)* Gelber Enzian *(Gentiana)* Wermut *(Absinthium)* Meisterwurz *(Imperatoria)*	Wegwarte *(Cichorium intybus)*

Die Natur ist die beste Apotheke.

Sebastian Kneipp

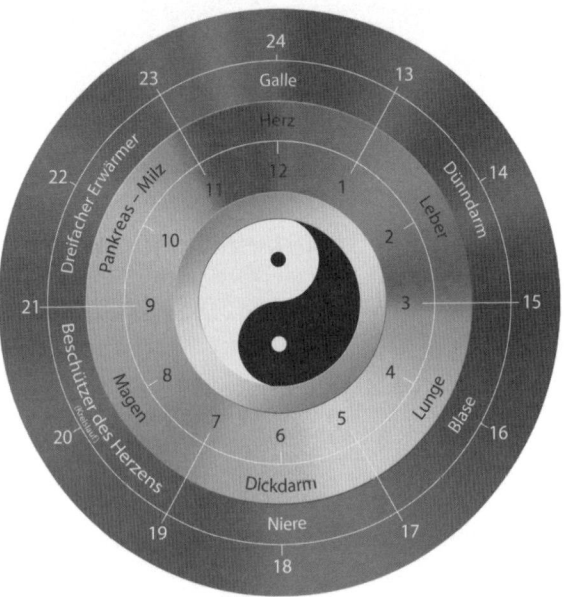

Herz
Organ der Freude und der Lust, der Liebe ohne Bedingungen

Organzeit	11 bis 13 Uhr stärkste Aktivität	23 bis 1 Uhr schwächste Aktivität

Das Herz ist unser Sonnenorgan, das Zentrum aller Bewegungen. Die Schulmedizin beschreibt das Herz als Muskel oder sieht es als eine mechanische Pumpe. In der heutigen Zeit des unrhythmischen Lebens, der vielen Herzinfarkte und des Bluthochdrucks ist es wichtig, uns der Qualität des Herzens bewusst zu werden. In der Chinesischen Medizin hat das Herz eine enge Beziehung zum Sommer und zur Hitze. Menschen mit einer Herzschwäche leiden oft unter der Sommerhitze, der Überhitzung des Herzens. Kühle Auflagen auf der Brust oder auf den Pulsflächen der Unterarme beruhigen das Herz. Ein Patient berichtete, er habe hin und wieder plötzlich auftretende Herzrhythmusstörungen. Lege er dann eine kühle Auflage auf das Herz, seien die Rhythmusstörungen weg. Die Auflage nimmt die Überhitzung aus dem Herzen.

Das Herz ist das Hauptorgan der Zirkulation und ständig aktiv. Durchschnittlich schlägt ein Herz 100 000-mal an einem Tag. Bei einer Lebensdauer von angenommen 75 Jahren sind das fast drei Milliarden Herzschläge im Leben. Ohne zu ermüden, ohne Pausen, Tag für Tag, muss das Herz seine Leistung erbringen.

Das Herz ist das erste Organ, das etwa in der vierten Schwangerschaftswoche entsteht. Es besteht aus vier Kammern und verbindet als Mittelpunkt des Kreislaufs die untere Stoffwechseltätigkeit mit der oberen Nerven-Sinnestätigkeit. Ein Ungleichgewicht in diesen beiden Tätigkeitsbereichen kann zu Herzrhythmusstörungen führen.

In der medizinischen Forschung wird das Herz heute nicht mehr als »Motor« des Kreislaufs gesehen, sondern nur als ein Teil dieses rhythmischen Systems: das Blut. Die Gefäße besitzen eine eigene Bewegungsenergie, und die Fortbewegung des Blutes ist nicht von der Herztätigkeit abhängig. Das Blut, die Gefäße und das Herz bilden eine rhythmische Einheit. In der Pulsdiagnostik der chinesischen Medizin ist bekannt, dass die unterschiedlichen Pulswellen die Aktivität der inneren Organe widerspiegeln.

Über kaum ein Organ wurde in Märchen und Mythen so viel geschrieben wie über das Herz. Auch im Volksmund gibt es viele Aussagen und Symbole in Verbindung mit dem Herzen. »Halbherzig« meint, nicht ganz bei der Sache zu sein, nur eine Herzhälfte wird energetisiert. Es kann einem auch das »Herz in die Hose rutschen«, oder es kann vor Freude »springen«; man kann sein Herz »verlieren« oder auch »hartherzig« sein. Wir nehmen uns etwas »zu Herzen« und können aus dem Herzen eine »Mördergrube« machen.

Liebe ohne Bedingungen

Das Herz ist auch das Organ der Dualität, der Gegensätze. Wir finden im Herzen venöses und arterielles Blut nebeneinander. Dies symbolisiert, dass Gegensätze wie Schwarz und Weiß oder Oben und Unten sich nicht vermischen müssen, sondern gleichberechtigt nebeneinander existieren können. In der Partnerschaft zweier Menschen ist es für das Wachstum beider wichtig, diese Gegensätze so zu akzeptieren, wie sie sind, und sich gegenseitig entfalten zu lassen. Die wahre Liebe ist die Dualität in der Symbolik des Herzens.

Emotionen

Die Bedürfnisse nach Lust und Freude nehmen in der heutigen Zeit immer mehr zu. Die regelrechte Jagd nach dem absoluten »Kick« schwächt aber die Lebenskräfte und kann zu einer oberflächlichen Lebenseinstellung führen. Eine innere Leere macht besonders anfällig für Abhängigkeiten jeglicher Art. Schnelles Sprechen und heftiges Agieren sind charakteristisch für eine gestörte Herzensenergie. Wirkliche Ziele sind nicht mehr vorhanden oder gehen verloren, weil Kraft und Ausdauer fehlen, die benötigt werden, um sie zu verfolgen. Aber ohne ein Ziel oder eine Vision lohnt es sich erst gar nicht, sich zu bewegen. Ein Teufelskreis entsteht, der durch die Herzensenergie durchbrochen werden kann.

Werden Lust und Freude in einem ausgeglichenen Maß gelebt, so ist der Mensch in der Lage, auch einmal allein zu sein und seine eigenen Ideen zu verwirklichen, er ist fröhlich und anderen Menschen zugewandt.

Sinnesorgan

In der chinesischen Medizin gibt es die Organ-Sinnesorgan-Beziehung. Demnach steht das Herz in direkter Verbindung mit der Zunge und dem Sprechen. Redet ein Mensch zu viel und zu schnell, verliert er damit Energie für sein Herz. Das »Herz auf der Zunge tragen« ist uns allen als Spichwort bekannt.

Zähne

Die Weisheitszähne, 18, 28, 38 und 48 sind energetisch gesehen Herzzähne, aber sie sind auch dem Dünndarmmeridian zugehörig. Aus diesem Grund erfolgt die nähere Erläuterung im folgenden Kapitel.

Was passiert noch zwischen 11 und 13 Uhr im Körper?

Die Konzentrationsfähigkeit sinkt, im Magen wird verstärkt Säure produziert, und bei einem ausgeglichenen Säure-Base-Haushalt müssten im Urin vermehrt Basen zu finden sein. Das Herz ist in dieser Zeit am anfälligsten für einen Infarkt. Körperliche Belastungen, Stress oder auch Operationen sollten möglichst vermieden werden.

Was tut dem Herzen gut?

Der dem Herzen zugeordnete Geschmack ist scharf oder bitter, und die damit zusammenhängende Flüssigkeit ist der Schweiß. In den tropischen Ländern werden scharfe Speisen für Herz und Kreislauf empfohlen, damit man besser bei sich bleibt und sich nicht über den Schweiß verliert.

Bewegung ist die beste Medizin für Herz und Kreislauf. Ausgleichend für das Herz ist ein Spaziergang oder eine Wanderung – kein Jogging oder Leistungssport. Ein zu starker Rhythmus kann zu einer Überhitzung am Herzen führen und im Herztod enden, was sich immer wieder bei übertriebenem Leistungssport zeigt. Nach einem überstandenen Herzinfarkt wird heute in der modernen Medizin eine relativ schnelle Mobilisierung empfohlen, weil das Herz den eigenen Rhythmus schnell wiederfinden muss.

In der chinesischen Medizin ist die Farbe Rot dem Herzmeridian zugeordnet, und auch in der Naturheilkunde finden wir diese Farbe in den Früchten des Weißdorns wieder. Dieser ist eine wunderbare Pflanze für das Herz. Das Wesen des Weißdorns, so beschreiben es Kalbermatten, manifestiert sich im Spannungsfeld zwischen gestauter Kraft und impulsiver Entladung.[6] Durch die Stauung und Entstauung entsteht ein Rhythmus wie der des Herzschlags. Steigen Druck- und Spannungszustände im Körper an, so ist die Mistel eine gute Pflanze. Sie vermittelt das Gefühl der inneren Stille und Schwerelosigkeit.

In der chinesischen Medizin wird dem Herzen das Element Feuer zugeordnet. Fehlt dem Kreislauf das Feuer, das dynamisierende Prinzip, so »feuert« Rosmarin *(Rosmarinus officinalis)* den Blutkreislauf an, schenkt dem Körper Energie und durchwärmt das Blut. Rosmarin kann wieder Freude am Leben vermitteln.

---

6 Vgl. Kalbermatten, Roger und Hildegard: *Pflanzliche Urtinkturen: Wesen und Anwendung.* Baden und München 2007, S 37

Die Kunst der Heilung kommt von der Natur und nicht vom Arzt. Darum muss der Arzt von der Natur ausgehen, mit einem wachen Geist.

Paracelsus

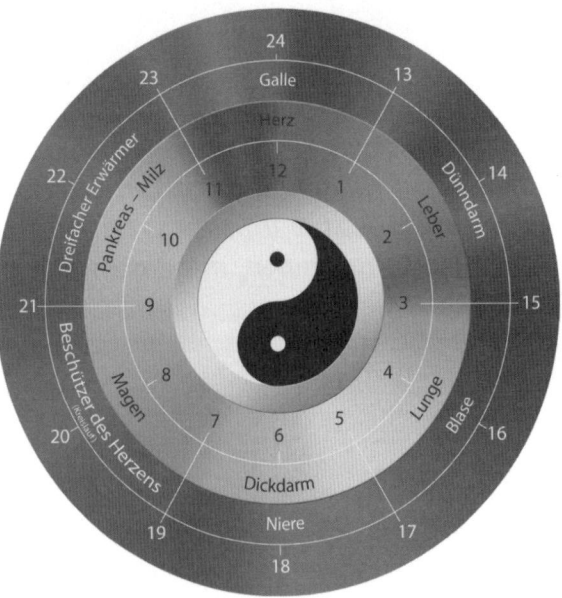

Dünndarm
Organ der Erkenntnis der Gleichheit in der Vielfalt

Organzeit	13 bis 15 Uhr stärkste Aktivität	1 bis 3 schwächste Aktivität

Hat die Nahrung den Magen verlassen, kommt sie direkt in den Dünndarm, genauer gesagt erst einmal in den etwa zwölf Finger breiten Vorabschnitt des Dünndarms, den Zwölffingerdarm. In diesen kleinen Darmabschnitt fließen die Säfte aus der Bauchspeicheldrüse und der Galle. Gemeinsam mit den vom Dünndarm erzeugten Enzymen wird die vom Magen vorverdaute Nahrungsmasse weiterverarbeitet. Dieser kleine Abschnitt des Dünndarms sollte nicht unterschätzt werden, denn während der Embryonalzeit bilden sich aus dem Zwölffingerdarm die Bauchspeicheldrüse und die Leber.

Relativ rasch durchwandert der Speisebrei den Zwölffingerdarm, um danach in den Dünndarm zu gelangen. Hier wartet schon eine Vielzahl von Bakterien, die Symbionten oder auch unsere »helfenden Mitbewohner«, um die ankommende Nahrung zu verarbeiten und aufzunehmen. Diese mikrobielle Darmflora bildet sich erst nach der Geburt und spielt bei der Verdauung eine sehr wichtige Rolle.

In umfangreichen Untersuchungen haben Mikrobiologen versucht, sich einen Überblick über die Bakterienarten der Darmflora zu verschaffen. Es wird geschätzt, dass es etwa 7000 verschiedene Mikroorganismen im Darm gibt. Je nach Darmabschnitt und den damit zusammenhängenden Sauerstoffverhältnissen finden wir in einzelnen Bereichen unterschiedliche Mikroben.

Die normale bakterielle Besiedlung wird von den aufgenommenen Nahrungsmitteln beeinflusst. Der Gebrauch oder Missbrauch von Antibiotika kann zu einem starken Ungleichgewicht der Bakterienbesiedelung im Darm führen. Die »guten« Darmbewohner können so vernichtet werden, und die krankmachenden Clostridien können sich stark vermehren. Das Darmgewebe wird dann durchlässig für große Eiweißmoleküle, die normalerweise im Darm verbleiben, ihn so aber verlassen können. Wir sprechen in diesem Fall von einem durchlässigen Darm, dem »Leaky Gut Syndrom«. Die Folge können dann immunologische Reaktionen auf Nahrungsmittel sein, Reaktionen, die oft fälschlicherweise mittels Immunglobulin G-Laboruntersuchungen als Nahrungsmittelallergie oder als Nahrungsmittelunverträglichkeit diagnostiziert werden.

Möglicherweise ist neben den Nahrungsmitteln, die wir zu uns nehmen, auch die Bakterienbesiedlung im Darm für unseren Taillenumfang verantwortlich, indem die Bakterien bestimmen, wie viele Kalorien in Fett umgewandelt werden. Zahlreiche Untersuchungen weisen auf einen möglichen Zusammenhang hin.

Der Dünndarm hat seine stärkste Enzymaktivität in der Zeit zwischen 13 und 15 Uhr. Der Nahrungsbrei wird dann mithilfe dieser Enzyme in Fette, Eiweiße und Zucker zerlegt, damit diese als Nährstoffe vom Körper aufgenommen werden können. Der Dünndarm ist dabei auf eine gute Durchblutung und somit auch auf das Herz angewiesen. Der Körper kann Kalorien zu verschiedenen Tageszeiten unterschiedlich verarbeiten – morgens werden Kohlenhydrate rascher verbrannt als abends. Die auch von »gesund & aktiv« empfohlenen drei Mahlzeiten am Tag basieren auf den rhythmischen Zeitgebern in den Zellen von Leber, Nieren und Bauchspeicheldrüse. Die wichtigsten Organe des Körpers müssen die Verarbeitung von Nahrung und Wasser in ihren eigenen Rhythmus einfügen.

Gleichheit in der Vielfalt erkennen

Da dem Dünndarm die wichtige Aufgabe der Nahrungsaufnahme zukommt, muss er ständig entscheiden, ob eine weitere Verarbeitung oder eine Ausscheidung der Bestandteile erfolgen soll. Fehlt es an Klarheit darüber, kann es dazu kommen, dass Substanzen aufgenommen werden, die nicht in den Organismus gehören. Im Dünndarm arbeitet ein Heer von weißen Blutkörperchen, das schadhafte Stoffe und Bakterien unschädlich macht. Im Dünndarm befinden sich mehr weiße Blutkörperchen als im ganzen Blut.

Dem Dünndarm obliegt es, die Vielfalt zu erkennen und Mut zur Entscheidung zu finden. Die Entscheidung über das »Ja« oder das »Nein« ist nicht nur eine körperliche Überlebensfrage. Wir begegnen im Leben häufig Situationen, in denen wir uns für das eine oder andere entscheiden müssen. Es gibt dort kein »Vielleicht« oder »Jein«. Klarheit führt zu körperlicher und seelischer Kraft. Wenn jemand auf zwei Hochzeiten gleichzeitig tanzt, so tanzt er auf keiner richtig.

In der Praxis begegne ich sehr häufig Patienten mit einer »Neinschwäche«. Dies zeigt sich im Laborbefund durch einen hohen Cholinesterasewert. (Cholinesterase ist ein Enzym aus dem Leberstoffwechsel.) Es handelt sich bei den betroffenen Menschen um »Arbeitstiere«, die alles aufnehmen und annehmen und dann versuchen, es zu verarbeiten. Der Dünndarm und die Leber sind damit allerdings überfordert.

Die Mariendistel *(Carduus marianus)* als Urtinktur hilft solchen Menschen, mehr bei sich zu sein und sich besser abzugrenzen, nicht alles auf- und anzunehmen. Die stärkste Abgrenzung im Kontakt mit anderen Menschen ist ein klares »Nein«, das gleichzeitig ein klares »Ja« für sich und zu sich ist.

Der Dünndarm ist das Organ des genauen Analysierens und des mühevoll erworbenen Wissens. Wir können das Wissen nur erweitern, wenn wir bereit sind, unsere Wertvorstellungen und Anschauungen im Laufe des Lebens immer wieder durch neue Erfahrungen anzupassen.

Die Wandlungs- und Anpassungsfähigkeit finden wir in der Pflanze Löwenzahn *(Taraxacum)* wieder. Auch wenn diese Pflanze in der Naturheilkunde hauptsächlich für die Leberunterstützung beschrieben steht, so hat ihr Wesen doch einen sehr starken Bezug auch zum Dünndarm – aus dem, wie schon beschrieben, in der Embryonalzeit die Leber entsteht.

Organverbindung Dünndarm – Schulter

Der Dünndarmmeridian verläuft direkt über das Schultergelenk. Sehr häufig bildet der Körper hier Kalkablagerungen zwischen den Sehnen. Dies wird in der Medizin »Impichmentsyndrom« genannt. Es bestehen in einem solchen Fall aufgrund starker Schmerzen starke Einschränkungen in der Bewegung des Armes. Eine gute Behandlung des Dünndarms kann in vielen Fällen einen chirurgischen Eingriff ersetzen.

Sinnesorgane

Die Zungendiagnostik ist in der westlichen Medizin kaum bekannt, in der chinesischen Medizin gehört sie jedoch zur allgemeinen Untersuchung dazu. Insbesondere die Farbe und die Art des Zungenbelags lassen Rückschlüsse auf den Zustand des Dünndarms zu.

Zähne

Wie bereits erwähnt, sind die Weisheitszähne, 18, 28, 38 und 48, energetisch gesehen Herzzähne. Verlagerte oder fehlende Weisheitszähne oder auch solche mit Durchbruchschwierigkeiten weisen auf Defizite im Herz-Dünndarmbereich hin. Der Weisheitszahn rechts oben (18) entspricht der Kraft, die wir bei dem Versuch entwickeln, uns in die materielle und spirituelle Welt zu integrieren. Der Weisheitszahn links oben (28) kann Aufschlüsse über tiefliegende Ängste geben, von der materiellen und spirituellen Welt verstoßen zu werden, in der sich der Mensch entwickeln möchte.

Hormonsystem

Der Bereich des Zwölffingerdarms steht in enger Verbindung zur linken Nebenniere. Bei Überlastung auf psychischer Ebene (Stress, Sorgen, psychische Verletzungen), aber auch auf somatischer Ebene (durch unverträgliche Nahrungsmittel), kann es im Zwölffingerdarm zu Geschwüren kommen, zu Ausstanzungen, die sich in die Schleimhaut bohren und im nüchternen Zustand erhebliche Schmerzen verursachen können.

Eine weitere Verbindung auf hormoneller Ebene besteht zur Nebenschilddrüse. Sie sorgt für den Calciumstoffwechsel.

Was passiert noch zwischen 13 und 15 Uhr im Körper?

Um 13 Uhr ist das Mittagstief, weil das Blut für die Verdauung benötigt wird. Wer jetzt Sport treibt, beeinträchtigt dadurch seine Verdauung. Ruhen oder mäßige Bewegung sind für den Organismus in dieser Zeit gut. »Nach dem Essen sollst du ruhn oder 1 000 kleine Schritte tun«, sagt der Volksmund. Insbesondere ein kurzer Mittagsschlaf tut dem Körper jetzt besonders gut. Durch 15 bis 20 Minuten Schlaf zwischen 13 und 14:30 Uhr können Erschöpfungsgefühle gelindert, die Leistungsfähigkeit erhöht und die Batterien wieder aufgefüllt werden. Der Mittagsschlaf ist eine Reaktion auf unser biologisches Ruhebedürfnis.

Im Körper findet zwischen 13 und 15 Uhr eine besonders starke Gallensäureproduktion statt, und der Organismus ist besonders elastisch. Der Blutdruck ist eher niedrig und das allgemeine Hormonsystem schwach aktiv.

Medikamente haben, zu unterschiedlichen Tageszeiten eingenommen, unterschiedliche Wirkungen. So hält die Betäubung während eines zahnärztlichen Eingriffs nachmittags länger an als morgens. Lidocain, verabreicht zwischen 13 und 15 Uhr, lindert Zahnschmerzen dreimal länger als dieselbe Dosis am frühen Morgen.

Was tut dem Dünndarm gut?

Regelmäßige, nicht zu große Mahlzeiten, zusammengestellt aus den Nahrungsmitteln, die zum Stoffwechsel passen, sind für den Dünndarm ein Segen.

Ruhe und Entspannung sind besonders wichtig. Zwölffingerdarmgeschwüre werden hauptsächlich durch zu viel Stress ausgelöst.

Zwei wichtige Pflanzen, der Löwenzahn und die Wegwarte, wurden bereits als Unterstützung für den Dünndarm beschrieben. Zum Dünndarm passt auch Lavendel *(Lavandula)*, die große Seelenpflanze. Lavendel wirkt klärend und beseelend. Gerade in der heutigen stressigen Zeit ist eine Stärkung des Nervensystems sehr wichtig. Lavendel hat eine beruhigende Wirkung insbesondere auf das Sonnengeflecht, unser Nervensystem, das die Verdauung steuert.

Bei vegetativen Magen-Darmbeschwerden und auch psychovegetativen Herzbeschwerden hilft die Zitronenmelisse *(Melissa officinalis)*. Die Melisse unterstützt vor allem die Menschen, die schon die kleinsten Unannehmlichkeiten des Lebens als hart und störend empfinden. Diese Menschen zeichnet ein großes Harmoniebedürfnis aus.

Zusammenfassung: Herz – Dünndarm		
Organe	Herz	Dünndarm
stärkste Aktivität	11 bis 13 Uhr	13 bis 15 Uhr
Ruhezeit	23 bis 1 Uhr	1 bis 3 Uhr
Element	Feuer	
Funktion körperlich	Identität, Einssein	
Funktion seelisch	Freude, Harmonie	
Qualität	Respekt Liebe ohne Bedingungen	Gleichheit in der Vielfalt erkennen
Emotionen, Gefühle	Freude, Lachen, Lust	
Hormonsystem	Nebenschilddrüse, linke Nebenniere	
Sinnesorgane	Zunge (sprechen)	
Körpergewebe	Gefäße, Blut Psyche, Nervensystem Weisheitszähne Schultergelenk Ellenbogen	
Körperflüssigkeit	Schweiß	
Ausdruck der Kraft	Teint	
Geschmack	bitter	

Geruch bei Krankheit	verbrannt	
Farbe	Rot	
Planetenzuordnung	Sonne	Pluto
Jahreszeit	Sommer (Sommerhitze)	
Zähne	Oberkiefer 18 und 28 Unterkiefer 38 und 48	
Grundfunktion	Verbindung	
verwirklicht	Liebe ohne Haben-Wollen	
nicht verwirklicht	Liebe, die besitzen will	
Erkrankungszeichen	Mangel an Konzentration feuchte Hände Müdigkeit Kurzatmigkeit Schlaflosigkeit Depressionen Stottern Nervosität	Mangel an Vitalstoffen Bauchschmerzen Blähungen Durchfall Darmentzündungen steife Halswirbelsäule kalte Hände und Füße Ehrgeiz

Erkrankungs-zeichen	Übelkeit Gefühl der Herzenge nicht entspannen können	Aphten
Schüßler-Salz	Nr. 3: Ferrum phosphoricum	Nr. 5: Kalium phosphoricum
Pflanzen	Weißdorn *(Crataegus)* Maiglöckchen *(Convallaria)* Rosmarin *(Rosmarinus)* Johanniskraut *(Hypericum)* Mistel *(Viscum album)*	Lavendel *(Lavendula)* Zitronenmelisse *(Melissa officinalis)* Wegwarte *(Cichorium intybus)* Löwenzahn *(Taraxacum)*

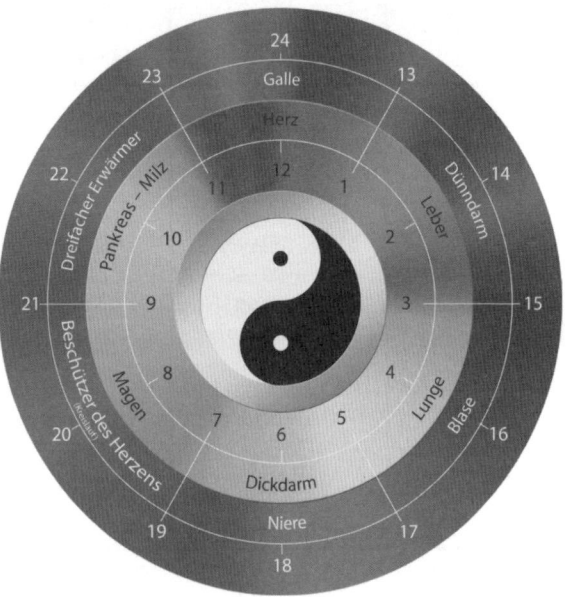

Harnblase

Organ der Selbstorientierung, Weg nach innen

Organzeit	15 bis 17 Uhr stärkste Aktivität	3 bis 5 Uhr schwächste Aktivität

Die Harnblase ist das Schwesterorgan der Nieren. Diese führen ihr über die Harnleiter den Urin zu, den sie dann über die Harnröhre ausscheidet.

In der Zeit von 15 bis 17 Uhr hat die Blase die Phase ihrer höchsten Aktivität, es kommt also zu einer vermehrten Flüssigkeitsausscheidung. Viel zu trinken, ist daher sehr wichtig, damit der Körper ausreichend entgiftet werden kann. Die allgemeine Leistungskurve steigt nun wieder an, man hat deutlich mehr Energie zur Verfügung als um die Mittagszeit. Nun ist eine gute Zeit für kreative Tätigkeiten. Damit der Organismus genügend Kraft zur Verfügung hat, werden die gespeicherten Zuckervorräte (Glykogen) jetzt mobilisiert. Der Sauerstoffverbrauch und der Kohlendioxidausstoß erhöhen sich deutlich. Der Blutdruck steigt leicht an. Das Zeitfenster von 15 bis 17 Uhr ist hervorragend für gegenseitigen Austausch.

Schmerzen beim Lösen des Urins weisen auf Entzündungen hin. In der Naturheilkunde haben sich in diesen Fällen Birkenblätter *(Betulae folium)* in der Urtinktur sehr bewährt. Viel zu trinken, ist für die Ausheilung eine wichtige Voraussetzung.

Selbstorientierung – der Weg nach innen

Selbstorientierung hat kein festes Ziel, will nirgendwo hin. Das Ziel ist das eigene, bewegte Leben, das innere Selbst. Das moderne Leben mit Zeitdruck, Stress, Nervosität, Angst und Hektik entfernt uns von uns selbst. Die äußeren Geschehnisse »gehen an die Nieren« oder »schlagen auf die Blase«. Die Galle trägt einen ähnlichen Aspekt in sich, den Aspekt der Treue zu sich selbst.

Der Blasenmeridian ist nach der chinesischen Medizin die längste und wirkungsvollste Leitbahn in unserem Körper, weil sie mit allen Organen, Grundsubstanzen und Emotionen in Verbindung steht.

Die direkt auf die Blase zutreffenden Aspekte, Organzusammenhänge, Emotionen und Gefühle sind identisch mit denen der Niere. Sie werden dort detailliert beschrieben.

Gesundheit ist nicht alles,
aber ohne Gesundheit ist alles nichts.

Arthur Schopenhauer

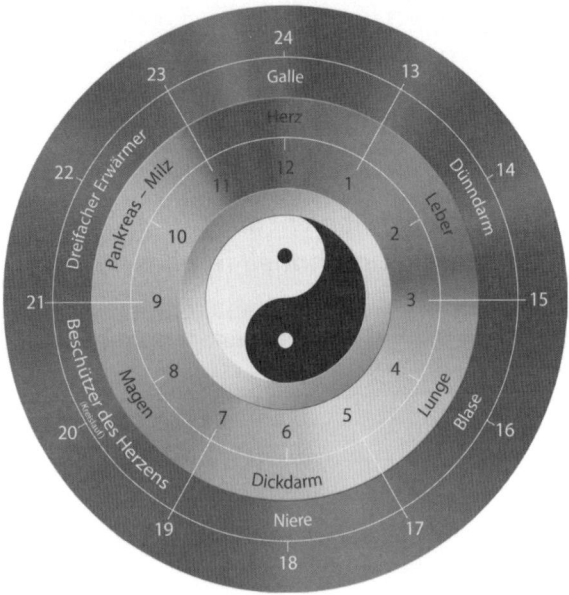

Niere
Organ der Furcht, Angst und Beziehung

Organzeit	17 bis 19 Uhr stärkste Aktivität	5 bis 7 Uhr schwächste Aktivität

Die Niere steht am Beginn und am Ende eines Lebenszyklus. In der Embryonalentwicklung gibt es für die Nieren drei verschiedenen Stadien. Die Entwicklung beginnt am Halsbereich und wandert über die Brust ins Becken, um dann wieder zu ihrer eigentlichen Position hochzusteigen. In der Medizin nennt man diese drei Stadien Vorniere, Urniere und Nachniere. Menschen mit einer Nierenschwäche haben häufig auch das Problem, »ihren Ort« zu finden. Sie wandern umher und suchen ihr eigenes, inneres Zuhause.

Die Hauptaufgabe der Niere ist die Reinigung des Blutes. In den feinen Nierenkanälchen herrscht ein reges Treiben, es wird abgegeben, aufgenommen und wieder ausgeschieden. So entsteht ein Konzentrat, das von der Blase aufgesogen wird.

Die Niere hat eine sehr intensive Beziehung zum Sauerstoff, nur das Herz und das Gehirn benötigen mehr Sauerstoff als die Niere. Sollte es zu einem Blutverlust kommen oder der Organismus in eine Sauerstoffunterversorgung geraten, produziert die Niere einen Stoff, der die Zellen im Knochenmark dazu anregt, rote Blutkörperchen zu bilden.

Der Nierenmeridian beginnt direkt unter der Fußsohle. Kalte Füße führen deshalb sehr häufig zu Blasenbeschwerden oder Erkältungen. Das Wort »Erkältung« an sich erklärt in sich schon vieles – etwas ist erkaltet, kalt geworden. Darum ist Hitze oder Wärme immer eine wichtige Maßnahme bei allen Erkältungserkrankungen, zum Beispiel in Form eines ansteigenden Fußbads und Ingwerwasser. Schnell kalt werdende, aber auch zu warme Füße, schwere Beine und nächtliche Wadenkrämpfe sind ein Hinweis auf eine schwache Nierenfunktion. Bei brennenden Füßen, die nachts unter der Bettdecke herausgestreckt werden müssen, sollte auf jeden Fall die Niere überprüft werden.

In der östlichen Medizin wird die Niere als »Winterorgan« gesehen. In dieser Jahreszeit sammeln die Erde, die Natur und der Mensch neue Energie, um dann im Frühjahr wieder kraftvoll wirken zu können. Dies sollte auch die Niere tun, um genügend Aufbaukräfte für Leber, Herz und Kreislauf zur Verfügung stellen zu können. Zur Regeneration benötigen wir stets die Aktivität der Niere. Menschen, die sich von einer Erkrankung nur sehr langsam erholen, haben fast immer eine geschwächte Nierenenergie.

Emotionen

Die Niere birgt die Lebensgrundlage in sich und sichert das Überleben. Angst ist eine Emotion, die zur Sicherung des Lebens dazugehört. Angst ist der Gegenpol zu

Sicherheit und Geborgenheit. Sie ist als Warnsystem zu verstehen, wenn das Leben in Gefahr ist. Dann heißt es entweder Fliehen oder Kämpfen.

Werden Ängste übermächtig, verselbstständigen sie sich oder bleiben sie ungelöst, kann sich dies körperlich auswirken. Rückenbeschwerden, ein Hörsturz, Schwerhörigkeit, Taubheit, Probleme an den Urogenitalorganen, Asthma, Allergien und Abwehrschwächen sind deutlich somatische Anzeichen einer Nierenschwächung. Steigert sich die Angst vor etwas, beispielsweise bei Platzangst, Existenzangst oder einer Spinnenphobie, kommt es leicht zu Panikattacken.

Verbindung zu anderen Organen

Die Niere hat sozusagen großes Interesse daran, den Organismus zu durchatmen. Durch die Dynamik der Luftkräfte saugt sie mithilfe der Blase das Wasser aus dem Körper. Dies hat in der chinesischen und in der anthroposophischen Medizin zu der Erkenntnis geführt, dass die Niere den Luftorganismus reguliert. Somit erstreckt sich die Nierenorganisation auch auf den Darm, die Lunge, die Nasennebenhöhlen und die Ohren.

Störungen im Luftorganismus zeigen sich durch Blähungen, Asthma, Ohrensausen, Tinnitus, Hörstürze und Nasennebenhöhlenentzündungen. Dieser Zusammenhang ist für die Behandlung der entsprechenden Erkrankungen sehr wichtig. Vogel beschreibt in seinem Buch

»Wege der Heilmittelfindung« sehr schön den Zusammenhang zwischen obstruktiver Bronchitis, Asthma und einer Nierenfunktionsstörung. Die Grundbehandlung des Asthma bronchiale besteht in der Stärkung der Nierenkräfte.

Beim Tinnitus können die Störungen von der Niere oder der Galle ausgehen. Durch einen einfachen Test ist eine Differenzierung möglich. Dazu drückt der Tinnituspatient mit dem Finger den Eingang des Ohres fest zu. Verstärkt sich der Ton im Ohr, handelt es sich um eine Stauung in der Galle, wird er leiser, hängt das Ohrgeräusch direkt mit der Niere zusammen. Verändert sich der Ton nicht, kann es sich um Störungen der Halswirbelsäule, der kleinen Ohrhärchen oder eine andere Ursache handeln.

Die Niere steht in engem Zusammenhang mit der Statik und dem Knochensystem. Diesen Zusammenhang finden wir in der Wirbelsäule wieder, unserem »Rückgrat«. Damit ist die anatomische Funktion der Wirbelsäule an die Nierenfunktion gebunden, aber auch die innere Haltung, »Rückgrat zeigen« und Sicherheit geben.

Neues Leben entwickelt sich im Akt der Verschmelzung einer Eizelle mit einem Spermium. Die Energie der Reproduktion und der Geschlechtsorgane gehört zum Funktionsbereich der Niere. In diesem Zusammenhang gesehen, ist es leicht zu verstehen, dass der Niere das Element Kupfer zugeordnet wird. Kupfer ist zuständig für Wandlung, Veränderung und Erneuerung. Außerhalb der Blutgefäße sorgt es in unserem Organismus für den Transport von Sauerstoff. Ein Kupfermangel oder auch ein Kupferüberschuss im Körper weisen auf Störungen im Bereich der Geschlechtshormone hin.

Das wärmende Element Kupfer hilft zudem bei Stauungen, Krämpfen und kalten Extremitäten. In der Praxis nutze ich bei allen Erkältungserkrankungen zur Stärkung der Nieren die »Kupfer Salbe rot«. Es genügt, abends die Fußsohlen damit einzureiben, den Ort, an dem der Nierenmeridian seinen Ursprung hat.

Sinnesorgan

Wenn wir uns die anatomische Form der Niere anschauen, finden wir eine auffallende Ähnlichkeit mit den Ohren. In der chinesischen Medizin sind die Ohren der Öffner des Nierenfunktionskreises. Sie sind das Sinnesorgan, das Tag und Nacht arbeitet. Während der Geruchssinn nachts abnimmt, sind die Ohren allzeit und immer aufnahmebereit und können uns so vor Gefahren warnen. Das Hören entwickelt sich als erste Sinnesfunktion bereits im Mutterleib, und es ist auch die letzte Sinneswahrnehmung während des Sterbens.

Zähne

Die Niere und die Blase haben einen Bezug zu den oberen und unteren Schneidezähnen. Der vordere Schneidezahn rechts oben (11) entspricht nach Caffin dem männlichen Archetyp, er steht für den Vater, den Mann, die Autorität. Der vordere Schneidezahn links oben (21) entspricht dem weiblichen Archetyp, er steht für die Mutter, die Frau, das weibliche Prinzip.

Alle Geschehnisse, die »an die Nieren gehen« oder »auf die Blase schlagen«, lassen auch die Schneidezähne erkranken. Die Vorgänge im Körper finden jedoch nicht nur wie in einer Einbahnstraße in eine Richtung statt, und so können umgekehrt auch unverträgliches Kronenmaterial, unvollständige Wurzelfüllungen oder tote Zähne zu Erkrankungen der Nieren, der Blase, des Uterus, der Eierstöcke, der Hoden oder der Prostata führen.

Die Schneidezähne haben auch einen Bezug zu den Nebennieren. Dieser Zusammenhang wird sehr häufig übersehen, obwohl er sehr wichtig ist, weil die Nebenniere auf hormoneller Ebene das Immunsystem regelt. Ständig wiederkehrende Infekte, Allergien, Neurodermitis und rheumatische Beschwerden stehen so im Zusammenhang mit der Nebenniere.

Was passiert noch zwischen 17 und 19 Uhr im Körper?

Die körperliche Leistungsfähigkeit hat ihren Höhepunkt erreicht und fällt langsam wieder ab. Die Aktivität der für die Muskeln zuständigen Nerven verringert sich, dafür verstärken sich die nervlichen Aktivitäten für die Verdauung und den Stoffwechsel. Es sollten ab dieser

Zeit keine Höchstleistungen mehr vom Körper verlangt werden. Während die Nieren ihre aktivste Phase haben, hat der Dickdarm seine Ruhephase. Alle Nahrungsreste, die nun zur Ausscheidung gelangen, führen zu einer Erweiterung des Darms, der jetzt selbst nur einen sehr schwachen Tonus hat.

Was tut der Niere gut?

Die Nierenzeit ist die übliche »Feierabendzeit«. Menschen fühlen sich körperlich und seelisch erschöpft und freuen sich auf einen erholsamen Abend. Der Tag kann ausklingen. Es wäre für die Nieren optimal, nun von außen Ruhe zu erhalten.

Die Niere regelt den Wasserhaushalt. Hat sie genug Flüssigkeit, kann sie großzügig damit umgehen, und die Ausscheidung der Schadstoffe erfolgt ohne Schwierigkeiten. Trinkt man allerdings zu wenig, muss die Filtration der Schadstoffe konzentrierter vorgenommen werden, und die Arbeitsanforderung der Niere wird größer.

Reines Wasser ist die beste Medizin für die Niere. Multiplizieren Sie Ihr Körpergewicht mit 0,3, dann haben Sie die für Sie richtige Trinkmenge. Beispiel: Körpergewicht 70 Kilogramm mit 0,3 multipliziert, ergibt eine tägliche Trinkmenge von 2,1 Liter Wasser.

Im Wesen des Schachtelhalms *(Equisetum arvense)* finden wir die Aufgabe der Niere am besten widergespiegelt. Der Schachtelhalm ist gekennzeichnet durch die Beschränkung auf das absolut Notwendige, das Gerüst und die Struktur. Er ist reich an Kieselsäure.

In der Naturheilkunde ist die Goldrute *(Solidago)* die am häufigsten genutzte Pflanze, um die Nierenaktivität zu unterstützen. Die Aspekte der Goldrute sind Beziehungsfähigkeit, Liebe und Trost. Ist die Niere durch Schuldgefühle, Frust oder schmerzliche Erfahrungen in Beziehungen oder bei Beziehungsverlusten geschwächt, so hilft die Goldrute, die Energie der Niere wiederaufzubauen.

	Zusammenfassung: Blase – Niere	
Organe	Blase	Niere
stärkste Aktivität	15 bis 17 Uhr	17 bis 19 Uhr
Ruhezeit	3 bis 5 Uhr	5 bis 7 Uhr
Element	Wasser	
Funktion körperlich	Statik Stabilität	
Funktion seelisch	Sicherheit Rückhalt	
Qualität	Selbstorientierung, der Weg nach innen	Furcht/Befürchten Beziehungen
Emotionen, Gefühle	Angst, Schreck, Willenskraft	
Hormonsystem	Nebenniere, Prostata, Ovarien, Hoden	
Sinnesorgane	Ohr (hören)	
Körpergewebe	Haupthaar Knochen, Zähne Kniegelenke, Fußgelenke, Wirbelsäule Nervensystem Gehirn	
Körperflüssigkeit	Harn	
Ausdruck der Kraft	Kopfhaare	
Geschmack	salzig	
Geruch bei Krankheit	verwesend, faulig	
Farbe	Blau-Schwarz	
Planetenzuordnung	Mond	Venus

Jahreszeit	Winter
Zähne	Oberkiefer 11/12 und 21/22 Unterkiefer 31/32 und 41/42
Grundfunktion	Körperliches Empfinden, Instinkt, Trieb
verwirklicht	Gradlinigkeit, Urvertrauen, Sanftheit
nicht verwirklicht	Angst, Schrecken, Erstarren, Gewalt
Erkrankungszeichen	Schnupfen — Harndrang, Bettnässen Nasenbluten — Mangel an Sex, Impotenz Kältegefühl — Ohrensausen, Tinnitus verstopfte Nase — Karies, Osteoporose dünner Fließschnupfen — Zyklusbeschwerden der Frau unklares Sehen — heiße Fußsohlen erhöhter Augendruck — dunkle Augenränder Krampfbereitschaft — Zysten, Myome Rechthaberei — Prostatavergrößerung Nachtschweiße

Erkrankungs-zeichen		Haarausfall Knieschwäche Mundgeruch LWS wie durchgebrochen
Schüßler-Salz	Nr. 7: Magnesium phosphoricum	Nr. 8: Natrium chloratum
Pflanzen	Birkenblätter *(Betula folium)* Kamille *(Chamomilla)* Gundelrebe *(Glechoma hederacea)*	Schachtelhalm *(Equisetum arvense)* Goldrute *(Solidago)*

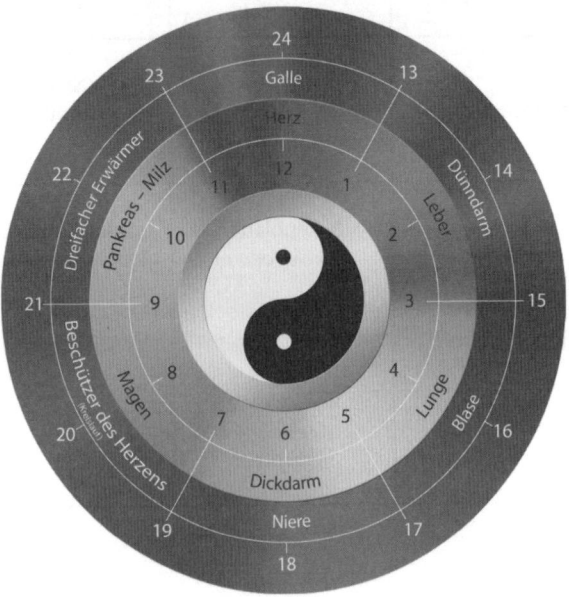

Kreislauf
Beschützer des Herzens

Organzeit	19 bis 21 Uhr stärkste Aktivität	7 bis 9 Uhr schwächste Aktivität

Nachdem das Blut durch die Nieren gereinigt worden ist, kümmert sich der Kreislauf in der Zeit von 19 bis 21 Uhr um sich selbst. Der Blutfluss zum Herzen ist jetzt am stärksten. Voll beladen mit Nährstoffen aus dem Darm, werden die Nahrungsbestandteile im Körper verteilt; es herrscht ein reger Auf- und Umbauprozess im Körper. Organstrukturen werden erneuert, müde Zellen aufgebaut, Wunden geheilt, und in jede Zelle werden die für sie nötigen Substanzen geliefert. Dies geschieht in Verbindung mit Sauerstoff. Daher ist es gut und nützlich, am Abend noch einen kleinen Spaziergang zu machen oder zumindest am offenen Fenster Sauerstoff zu tanken.

Der Magen hat in dieser Zeit seine Ruhephase und sollte nicht mehr belastet werden. Sollte! Oftmals ist diese Ruhephase aber genau die Zeit, in der man zu Hause den Magen versorgt oder sich mit Freunden zum Essen verabredet. Besonders schlimm wirkt sich die Nascherei vor dem Fernseher auf den Magen und damit die Gesundheit aus. Die fast immer ungesunden Kalorien werden direkt als eiserne Reserve eingelagert, weil wir sie im Augenblick nicht benötigen. Die Einlagerungen werden dann als ungeliebte kleine Fettpölsterchen am Bauch und am Po sichtbar. Unser Stoffwechsel und unsere Organe haben sich noch nicht auf diese von vielen Menschen bevorzugte Ernährungsweise eingestellt, und die abendliche Schlemmerei bleibt fast unverarbeitet im Magen liegen. Je nachdem, was gegessen wurde, kommt es zu Fäulnis (bei Fleisch, Fisch, Geflügel, Wurst, Käse) oder Gärung (Süßigkeiten, Obst, Rohkost). Beide Vorgänge belasten den Stoffwechsel mit entsprechenden Giftstoffen.

Nicht nur der Magen ist von der abendlichen Völlerei betroffen, sondern alle Organsysteme. In der Zeit von 19 bis 21 Uhr werden Puls und Blutdruck heruntergefahren. Es ist die Phase der Erholung und Entspannung der Hauptorgane. In diesen beiden Stunden werden Antibiotika und Antiallergika besonders gut aufgenommen. Sollten in diesem Zeitraum Störungen auftreten, so kann es zu Depressionen kommen.

Der Kreislaufmeridian wird auch als »Herzbeutelmeridian« (Perikard) bezeichnet, denn dieser Meridian gilt als Beschützer des Herzens. Psychisch wie emotional hat er die gleiche Wirkrichtung wie das Herz selbst.

*Die Nahrung soll deine Medizin sein
und nicht die Medizin deine Nahrung.*

Hippokrates von Kós

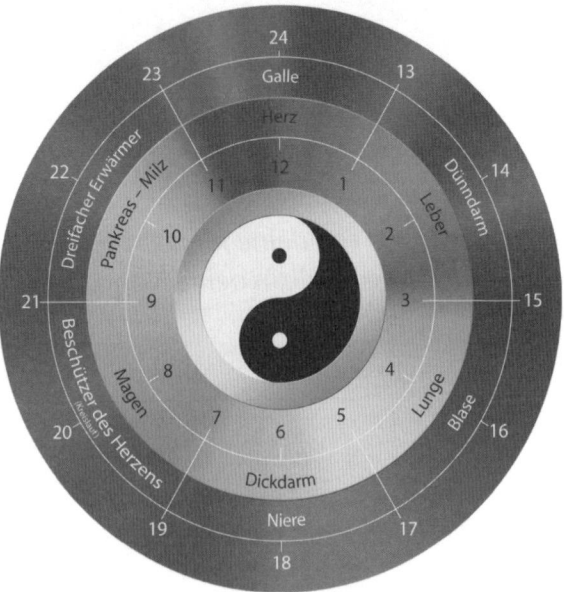

Dreifacher Erwärmer
Meridian der Balance zwischen Innen und Außen

Organzeit	21 bis 23 Uhr stärkste Aktivität	9 bis 11 Uhr schwächste Aktivität

Zwischen 21 und 23 Uhr, vor dem Zubettgehen, ist der Körper am entspanntesten. Es ist die Hauptphase für den Dreifachen-Erwärmer-Meridian, den einzigen Meridian, dem keine organische Entsprechung zugeordnet ist.

Er ist zuständig für die Wärmeregulation im oberen, mittleren und unteren Körperbereich. Gleichzeitig schützt er alle weiteren neun Meridiane. Seine Balance ist daher für das Funktionieren der anderen Meridiane und der dazugehörigen Organe wichtig.

Die Qualität dieses Meridians ist die Balance zwischen Innen und Außen. Wir können sie auch mit einer guten »Ich-und-Du-Bezogenheit« übersetzen. Zwischen Innen und Außen in Balance zu kommen, heißt auch, beziehungsfähig und aufrichtig zu uns selbst zu werden. Die Wesenheit der Wegwarte *(Cichorium intybus)* weckt uns aus Träumereien und verbindet uns mit dem Augenblick, dem Hier und Jetzt. Wir werden uns unserer Existenz bewusst und der Treue zu unserem inneren Lebensplan, der Treue zu uns selbst.

Der Zeitabschnitt von 21 bis 23 Uhr ist die Ruhezeit der Milz und der Bauchspeicheldrüse. Es sollte jetzt möglichst nichts mehr gegessen oder getrunken werden. Sie brauchen Ruhe, um sich auf sich selbst zu konzentrieren und zu regenerieren. Das Immunsystem ist in dieser Zeit besonders aktiv, die Hormondrüsen regenerieren sich: Es ist die Zeit der Entspannung und der Meditation.

Krankheiten befallen uns nicht aus heiterem Himmel, sondern entwickeln sich aus täglichen Sünden wider die Natur. Wenn sich diese gehäuft haben, brechen sie unversehens hervor.

Hippokrates von Kós

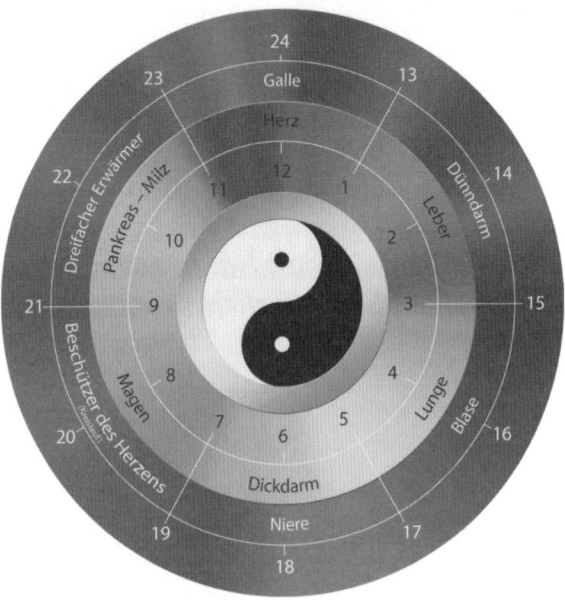

Gallenblase
Organ der Entscheidung, Zielstrebigkeit und Treue zu sich selbst

Organzeit	23 bis 1 Uhr stärkste Aktivität	11 bis 13 Uhr schwächste Aktivität

Die Leber und die Gallenblase werden in der westlichen und auch in der östlichen Medizin als eine Funktionseinheit gesehen und beschrieben. Galle ist eine zähe Körperflüssigkeit, die in der Leber produziert wird. Über die Gallenwege in der Leber wird dieser bräunlich-grüne Saft in die Gallenblase transportiert und dort gespeichert.

Die Galle dient der Fettverdauung, sie wird zu den Mahlzeiten aus der Gallenblase in den Zwölffingerdarm ausgeschüttet. Sie ist auch ein Ausscheidungsmedium für Substanzen, die über die Leber zur Entgiftung gebracht werden sollen.

Zur Gallenblase zählen wir die Qualitäten Entscheidungskraft und Zielstrebigkeit.

Ist die Funktion der Galle eingeschränkt, spüren wir die Symptome der Überfunktion am stärksten in der Zeit von 23 bis 1 Uhr. Die Unterfunktion macht sich hauptsächlich in der Zeit von 11 bis 13 Uhr bemerkbar. Funktionsstörungen können sich unter anderem durch Schulterschmerzen, wechselnde Konsistenz des Stuhlgangs oder Tinnitus zeigen.

Entscheidungskraft

Der Weg unseres Lebens hat viele Gabelungen, an denen wir uns entscheiden müssen, wie der eigene Weg weitergehen soll. Ist die Entscheidung gefallen, entstehen häufig Zweifel. Ist der Weg wirklich richtig, ist es mein eigener Weg, oder wurde ich durch fremde Einflüsse irregeleitet? Diese inneren Zweifel sind Zeichen einer Gallenstörung. Die Wegwarte *(Cichorium intybus)* ist die geeignete Pflanze, uns ins Hier und Jetzt zu bringen, heraus aus der Vergangenheit, heraus aus den Träumereien der Zukunft, hinein in den Augenblick, ins Jetzt. In diesem Moment nimmt der Mensch seinen Standort wahr, er realisiert sich als Teil des Ganzen. Die Entscheidungsfindung kommt aus einem tiefen inneren Bewusstsein, aus der Treue zu sich selbst. Auf der körperlichen Ebene regt die Wegwarte den Gallenfluss an, sie hilft bei Milzbeschwerden und verdauungsbedingtem Kopfschmerz, der sich auf der Stirn oder an den Schläfen äußert.

Zielstrebigkeit

Die Aktivität der Galle in der Zeit von 23 bis 1 Uhr spielt eine wichtige Rolle. Sitzen wir zu dieser Zeit noch in fröhlicher Runde bei einem Glas Wein oder Bier zusammen, sind wir am nächsten Morgen bekanntermaßen noch mit den Nachwehen des Abends beschäftigt. Es fehlt die Wachheit und die Präsenz. Menschen, denen es an Eigeninteresse mangelt, die teilnahmslos sind, lassen meist über sich entscheiden. Erschöpfungszustände bis hin zu Depression können auftreten. Auch Parasiten können sich körperlich und seelisch-geistig einnisten. Es fehlt die Willenskraft, den Lebensfaden fest in die Hand zu nehmen. Die Gallenaktivität erschlafft. Die Pflanzen Wermut *(Absinthium)* und Schöllkraut *(Chelidonium)* regen die Gallenbildung an. Dadurch weichen Entschlusslosigkeit, Niedergeschlagenheit, Willenslähmung und Gereiztheit. Gestärkt werden hingegen die Anteilnahme, die Präsenz und die Wachheit.

Emotionen

Mit dem Thema Galle verbinden wir meist Ärger und Wut, was sich in der Redewendung wie »Gift und Galle spucken« oder jemandem »läuft die Galle über« zum Ausdruck kommt.

Galle – Bauchspeicheldrüse – Milz

Im Rahmen der Funktionseinheit Leber und Galle ist die Galle für die Umsetzung der von der Leber getroffenen Entscheidungen hinsichtlich der Ausscheidungsvorgänge zuständig. Es besteht zudem noch eine sehr enge Verbindung zur Milz und zur Bauchspeicheldrüse. Die Milz bereitet die Gallensäfte vor, indem sie altes Blut abbaut. Physiologisch gesehen sind die Bauchspeicheldrüse und die Galle die Hauptbesafter der Nahrungsmittel, sie bilden also die meisten Verdauungsenzyme. Diese sorgen für eine optimale Verdauung der Nahrung.

Festhalten – Verstopfung

Ein verminderter Gallenfluss kann sich durch Verstopfung oder immer wiederkehrende Magenbeschwerden zeigen. Vergisst die Galle, dass ihre Stärke im Ausführen dessen liegt, was die Leber ihr zuweist, versucht sie, selbst abzuwägen, was zur Ausscheidung gelangt. So verringert sich ihre Produktivität, und der Gallenfluss wird zu langsam.

Ähnlich verhält es sich bei Menschen, die alles sammeln und nichts wegwerfen können. Sowohl materiell als auch immateriell häufen sie alles an und lassen nichts los. Auf körperlicher Ebene kann sich dieses Verhalten in Form von Verstopfung äußern. Die Anregung der Gallenaktivität, die Aufnahme der für den Stoffwechsel optimalen Nahrungsmittel und die notwendige körperliche Bewegung sorgen wieder für einen regelmäßigen Stuhlgang.

Galle – Aggression

Aggression wird meist mit einer negativen, zerstörerischen Aktivität in Verbindung gebracht. Diese auch als destruktiv bezeichnete Aggression hat den Zweck, durch Leidzufügung materiellen Gewinn, soziale Anerkennung und Macht zu erzielen. Die Selbsterhaltungsaggression hingegen dient der Fortentwicklung, sie beseitigt Hindernisse, erhält die Sicherheit und das Selbstwertgefühl. Im positiven Sinne schafft Aggression Raum für etwas Neues.

Für die persönliche Entwicklung und Freiheit ist es wichtig, eine solche positive Aggression zu entwickeln. Fehlt dieser Aspekt, kommt es zur Ansammlung von körperlichen und seelischen »Schlacken«. Folgen können Rheuma, Gicht, Allergien und Hauterkrankungen sein. Somit steht die Galle auch mit dem Thema Allergien in Verbindung. Es macht aber eigentlich keinen Sinn, harmlose Stoffe als Feinde zu betrachten und sie anzugreifen. Bei einer Allergie handelt es sich demnach um eine fehlgeleitete Aggression.

Schulter-Nacken-Migräne

Beschwerden im Schulter-Nackenbereich sind häufig auf eine gestaute Galle zurückzuführen. Ein Schiefhals, Kalkablagerungen in der Schultermuskulatur und Drehschwindelattacken sind nur einige Symptome, die auftreten können. Migräne auf der linken Kopfseite oder hinter dem Auge, so, als wollte das Auge aus der Augenhöhle heraustreten, sind typische Anzeichen für eine Gallenstörung.

Sinnesorgan

In der chinesischen Medizin gelten die Augen als der Öffner des Funktionskreises Leber und Galle. Insbesondere das linke Auge hat einen Bezug zur Galle. Erhöhter Augeninnendruck, trockene und gerötete Augen können einer gestörten Gallenenergie entsprechen.

Die Ohren gehören in der chinesischen Medizin zum Funktionskreis Niere und Blase. Da der Gallenmeridian direkt hinter dem Ohr verläuft, kann ein Tinnitus auch durch eine gestörte Galle und durch Belastungen des Meridians verursacht werden.

Zähne

Die oberen Eckzähne (Zahn 13 und Zahn 23) haben einen Bezug zur Leber und zur Galle.

Galle – Schilddrüse

Die Galle hat einen sehr engen Bezug zur Schilddrüse. Wenn sie eine eigene Störung nicht mehr ausgleichen kann, geht die Belastung auf die Schilddrüse über. Dieser Zusammenhang wird deutlich in der Redewendung »Ich hab so'n Hals.« Damit ist eigentlich gemeint, dass der Hals vor Wut anschwillt. Wut ist aber in der Tat das Thema der Galle. Die Wut kommt aber in solchen Fällen nicht heraus, sondern bleibt im Körper gestaut.

Das Element Eisen verbindet die Galle und die Schilddrüse miteinander. Beide Organe sind am Eisenstoffwechsel beteiligt, und somit kann Eisenmangel im Blut ein Hinweis auf eine Störung dieser Organe sein. Bei allen Belastungen der Schilddrüse ist es wichtig, die Gallenfunktion zu untersuchen. Ich empfehle hier, den Eisen-Kupfer-Quotienten im Blut bestimmen zu lassen. Ist er erniedrigt, bedeutet es, dass die Gallengänge in der Leber gestaut sind.

Was passiert noch zwischen 23 und 1 Uhr im Körper?

Die Cortisolausschüttung wird heruntergefahren, und der Körper beginnt, sich zu entspannen. Bei Asthmatikern könnte es in diesen beiden Stunden zu einem Anfall kommen. Es ist auch die typische Zeitspanne für Krupphustenanfälle. Menschen mit Neurodermitis neigen zu Juckanfällen der Haut. Die allgemeinen Vitalfunktionen, wie beispielsweise der Blutdruck, die Herzfrequenz und die Körpertemperatur, werden gesenkt, und der Stoffwechsel wird träge. Diese Zeit ist die Regenerationsphase der Haut.

Was tut der Gallenblase gut?

Die Galle leidet, wenn Zeitdruck herrscht und der Körper unter Stress gerät. Daher ist die wichtigste Pflege der Galle Ruhe, Entspannung und Zeit.

Die Pflanzen Wegwarte und Schöllkraut wurden bereits erwähnt. Artischockenblätter *(Cynara scolymus)* gehören unbedingt in die engere Auswahl der Pflanzen, die der Galle guttun. Das Wesen der Artischocke, so beschreiben es Kalbermatten, äußert sich in völlig gegensätzlichen Tendenzen. Einerseits bringt die Pflanze Üppigkeit und Fülle hervor, andererseits enthält sie das Prinzip, das dieser Üppigkeit entgegenwirkt. In der Artischocke kommt das Gleichgewicht zwischen Ausschweifung und Selbstbeschränkung zum Ausdruck.[7] Das Wesen der Pflanze unterstützt den Menschen in seinem Bestreben, einen Ausgleich zwischen Maßlosigkeit und Verzicht zu finden.

---

[7] Kalbermatten, Roger und Hildegard: *Pflanzliche Urtinkturen: Wesen und Anwendung.* Baden und München 2007. Hier Seite 38.

Heilung ist eine Sache der Zeit, aber manchmal auch eine Sache der sich bietenden Möglichkeiten.

Hippokrates

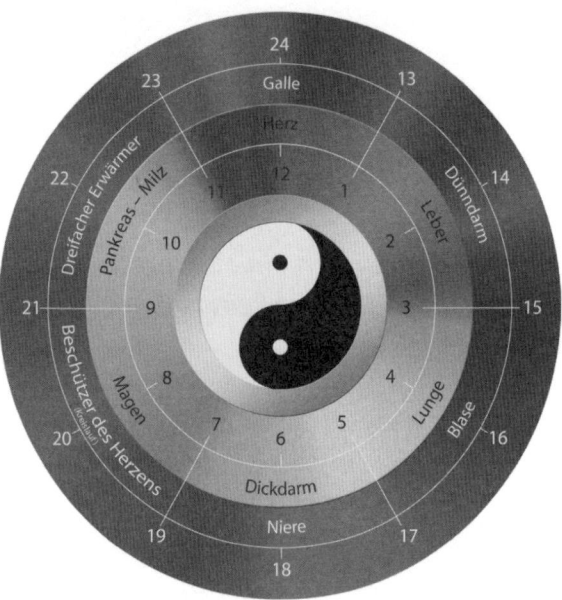

Leber
Organ der Wandlung, Erneuerung und Veränderung

Organzeit	1 bis 3 Uhr stärkste Aktivität	13 bis 15 Uhr schwächste Aktivität

In der Medizin gilt die Leber als das größte Stoffwechselorgan. Alle Nahrungsmittel werden von den Verdauungssäften des Magens, der Bauchspeicheldrüse, der Galle und des Darms gelöst und der Leber zur weiteren Verarbeitung zugeführt. Die Leber gestaltet aus der aufgenommenen Nahrung etwas Neues. Immer das, was der Körper benötigt, wird produziert. So werden Vitamine, Eiweiße, Cholesterin, Zucker, Mineralstoffe und vieles mehr von der Leber aufgebaut und dem Körper zur Verfügung gestellt.

Medikamente, Stoffwechselendprodukte, Hormone und Stoffe aus der Umwelt, die den Körper belasten, oder die der Körper nicht mehr benötigt, werden von der Leber verarbeitet und über die Galle zur Ausscheidung gebracht.

Die Leber gilt somit als das Organ der Wandlung, Veränderung und Erneuerung im körperlichen und im seelisch-geistigen Sinne.

Ist die Funktion der Leber eingeschränkt, spüren wir dies beispielsweise in Form von Müdigkeit und Abgeschlagenheit zu den Hauptorganzeiten – eine Überfunktion in der Zeit von 1 bis 3 Uhr, eine Unterfunktion in der Zeit von 13 bis 15 Uhr. Diese Stunden sind auch die besten Zeiträume für eine Behandlung oder Unterstützung der Leber.

Abgrenzung

Die Aufgabe der Leber ist es, als »Motor« das Blut und die Körpersäfte in Fluss zu halten und die Emotionen und Gefühle zu regulieren. Mit ihrer Fähigkeit, Gifte in Nichtgifte zu verwandeln, schützt sie die inneren Organe und den Blutkreislauf. Die Leber wird auch als »der Offizier« bezeichnet, der die Außenschicht schützt. Die Leber leidet immer dann, wenn der Mensch das Gefühl hat, emotional oder psychisch ausgebeutet zu werden.

In der Entwicklung gibt es bei fast allen Kindern im dritten Lebensjahr die sogenannte Trotzphase. Ein Kind entwickelt in diesem Alter das Ich-Bewusstsein, es entfernt sich von dem bis dahin noch überwiegenden kosmischen Bewusstsein und dem paradiesischen Alleinsein. Das »Ich« entwickelt sich durch die Abgrenzung vom »Du«. Grenzen zu ziehen und seinen eigenen Lebensraum zu bestimmen, sind Themen der Leber.

Kann sich ein Kind in dieser Lebensphase nicht richtig entfalten, wird es durch autoritäre Erziehungsvorstellungen daran gehindert, sich zu entwickeln und seinen eigenen Lebensraum zu finden, dann fällt es ihm als Erwachsener häufig schwer, ein selbstbestimmtes Leben zu führen. Umgekehrt ist es auch wichtig, Grenzen zu spüren, damit sich das »Ich« entwickeln kann. Jan Uwe Rogge hat es in seinem Buch »Kinder brauchen Grenzen« sehr treffend beschrieben. Eine zu lasche oder gleichgültige Erziehung führt zu zwischenmenschlichen Konflikten und Problemen mit der eigenen Identität. Erst durch die Erfahrung mit Grenzen kann sich das »Ich« vom »Du« unterscheiden und formen.

In meiner langjährigen Arbeit habe ich sehr viele hyperaktive Kinder behandelt. Ruhelosigkeit und Bewegungsdrang waren häufig mit Neurodermitis oder Asthma kombiniert. Die Gemeinsamkeit der Symptome liegt in einer Reizverarbeitungsstörung, in der Art und Weise, auf die von außen wahrgenommene Reize verarbeitet und umgewandelt werden. Je nach Ort der Störung gibt es einen eigenständigen Krankheitsbegriff. Ist das Geschehen vorzugsweise auf der Haut, nennt man die Krankheit Neurodermitis, an der Schleimhaut nennt man sie Asthma und im Nerven-Sinnes-System Hyperaktivität oder ADSH (Aufmerksamkeitsdefizitsyndrom mit Hyperaktivität). Es ging vielen meiner kleinen Patienten schon alleine dadurch besser, dass sie einen geregelten Tagesablauf, klare Grenzen, Strukturen und damit Sicherheit bekamen. Die homöopathische Behandlung der Leber war immer ein Modul im Therapiekonzept.

Die Wahrung der eigenen Persönlichkeit durch die aktive Abgrenzung gegenüber schädigenden psychischen Einflüssen ist eine wichtige Aufgabe der Leber. Die stärkste Abgrenzung gegenüber emotionaler und psychischer

Ausbeutung, gegenüber Angriffen und Manipulationen ist das Wort »Nein«. Patienten mit einer »Neinschwäche« haben, wie bereits angesprochen, einen erhöhten Cholinesterasewert. Dieser Wert zeigt, dass die Leber versucht, alle aufgenommen Reize zu verarbeiten, sich dabei allerdings überfordert. Menschen mit Übergewicht weisen sehr häufig das gleiche Phänomen auf: die Unfähigkeit zur Abgrenzung. Sie legen dann mit der Anhäufung von Körpermasse die Grenze auf eine körperliche Ebene.

Die Mariendistel *(Carduus marianus)* fördert die Fähigkeit der Abgrenzung und den Schutz auf körperlicher und seelisch-geistiger Ebene. Beschwerden durch eine überaktive Leber werden hauptsächlich in der Zeit zwischen 1 und 3 Uhr wahrgenommen, meist durch unruhigen Schlaf oder Erwachen.

Anpassung

Auf der Stoffwechselebene ist die Leber ständig damit beschäftigt, chemische Substanzen aus der Nahrung umzuwandeln. Analog gilt dies auf der seelisch-geistigen Ebene. Die Wandlungs- und Anpassungsfähigkeit von Ideen und Wertvorstellungen ist eine Qualität der Leberenergie. Viele Menschen tun sich schwer damit, einmal angenommene Werte und entwickelte Anschauungen aufgrund neuer Erfahrungen anzupassen oder zu verändern. Die häufigste Blockade in der Therapie ist die mangelnde Bereitschaft des Patienten, in seiner Lebensführung etwas zu verändern, Gewohnheiten aufzugeben und neue

Erfahrungen zu machen. In der Analyse des Blutes zeigt sich dies durch eine erniedrigte Cholinesterase. Die Leberfunktion und der Gallenfluss sind gestört, der Wandlungs- und Anpassungsprozess ist gestaut und erstarrt.

Löwenzahn *(Taraxacum)* dynamisiert die Leberprozesse und fördert somit die Anpassungsfähigkeit. Beschwerden durch eine Unterfunktion der Leber werden hauptsächlich in der Zeit von 13 bis 15 Uhr wahrgenommen.

Emotionen

Fehlende Abgrenzung und Anpassung bringen die Gefühle Wut, Ärger, Zorn und Bitterkeit hervor. Durch die Harmonisierung der Leberenergie können die Gefühle wieder ins Gleichgewicht kommen.

Gewebe

Wut ist sehr eng mit Muskelkraft verbunden. Der Kampf, die Verteidigung, und das Ballen der Fäuste sind dynamische Äußerungen der Leber. So sind Krankheiten der Muskeln, Sehnen und Gelenke eng mit der Leberenergie verbunden.

Hierzu zählen ein erhöhter oder erniedrigter Muskeltonus, Muskeltics, muskuläre Spasmen, Lähmungen, Sehnenscheidenprobleme, Knieschmerzen, Hüftbeschwerden, Schlottergelenke und rheumatische Erkrankungen.

Sinnesorgan

In der chinesischen Medizin gelten die Augen als der Öffner des Funktionskreises Leber und Galle. Die Augen und damit das Sehen sind sehr stark mit der Leberaktivität verbunden. Das linke Auge entspricht mehr der Aktivität der Galle und das rechte Auge ordnen wir der Leber zu.

Symptome am Auge können Hinweise auf die Leber sein. Hierzu zählen Linsen- und Glaskörpertrübungen, Makuladegeneration, Durchblutungsstörungen, Entzündungen, trockene Augen und Fehlsichtigkeit.

Zähne

Die oberen Eckzähne (13 und 23) werden auch »Reißzähne« oder »Augenzähne« genannt. Sie haben stabile Wurzeln, die bis zum Boden der Augenhöhle reichen. Die Eckzähne symbolisieren Potenz, Macht und Kraft. Was man anpacken kann, kann man auch reißen.

Veränderungen an den Zähnen oder am Zahnfleisch stehen in einem direkten Zusammenhang mit der Leberenergie. Bei älteren Menschen werden die Eckzähne häufig als Prothesenanker benutzt. Dies schwächt den Leber-Galle-Funktionskreis und kann Gelenkprobleme zur Folge haben. Diese äußern sich in Knie- und Hüftbeschwerden und der Einschränkung der Gehfähigkeit bis hin zu Hüftgelenksfrakturen.

Leber und Hypophyse

Die Leber hat auf der hormonellen Ebene eine sehr enge Verbindung mit der Hypophyse, unserer »Meisterdrüse«, die den größten Teil unserer Hormone regelt. Aufgrund dieser Verbindung lässt sich erklären, dass es bei Leberstörungen zu nachlassender Potenz und mangelnder Lust an Sexualität kommen kann. Beschwerden während des weiblichen Zyklus, wie Brustschwellungen, unregelmäßige Zyklen, Zysten oder Myome in der Gebärmutter, Schmerzen während der Menstruation und Endometriose (eine gutartige, aber schmerzhafte Erkrankung) können durch eine gestörte Leberenergie entstehen.

Leberenergie staut sich im Kopf

Die Leberenergie wird als »aufsteigend« bezeichnet. Wir finden bei einer gestörten Leber-Galle-Funktion auch viele Symptome im Kopf- und Schulterbereich. Hierzu zählen Schulter-Nacken-Verspannungen, Schulterschmerzen und Kopfschmerzen, insbesondere der Schläfenkopfschmerz. Die linke Kopfseite ist immer ein Hinweis auf eine gestaute Galle, die rechte auf die Leber. Auch Tinnitus kann seine Ursache in Leber und Galle haben, viel häufiger ist er jedoch auf eine Störung der Niere zurückzuführen. Auch der Schlaganfall kann als Problem der aufsteigenden und überschießenden Leberenergie verstanden werden.

Der Schmerz der Leber ist die Müdigkeit

Leberstörungen bereiten keine Schmerzen – Müdigkeit ist der eigentliche »Schmerz« der Leber. In der Zeit von 13 bis 15 Uhr, der Mittagsruhe, verspüren viele Menschen Müdigkeit. Das mag an der aufgenommenen Nahrung liegen, die möglicherweise den Körper belastet, aber auch an der durch die Nahrungsaufnahme geforderten Leber.

Müde Augen, sich nicht so richtig wach fühlen, sind deutliche Anzeichen einer belasteten Leber. Auch Appetitlosigkeit und abhanden gekommene Freude sind ein sicheres Zeichen dafür, dass die Leber leidet.

Dauert die Erholungsphase nach einer durchgemachten Erkrankung sehr lange, findet der Mensch nicht zu seiner alten Stärke und Wachheit zurück, ist meistens die Leber überladen.

Schlafstörungen, insbesondere ein Aufwachen in der Zeit von 1 bis 3 Uhr, weisen auf eine gestörte Leberenergie hin. Der Körper benötigt die Erholungsphase in der Nacht. Spätes Essen, Alkohol am Abend und zu wenig Schlaf behindern die Leber bei ihrer Arbeit während der Hauptorganzeit. Es kommt zu ihrer Überforderung, was sich durch einen nicht erholsamen Schlaf bemerkbar macht.

Was passiert noch zwischen 1 und 3 Uhr im Körper?

Die allgemeine Leistungsfähigkeit des Körpers ist auf dem Tiefpunkt. Kälte wird in dieser Zeit stärker wahrgenommen als zu anderen Zeiten. Dieser Zeitraum ist die große Entgiftungsphase in unserem Körper, die Zeit der Reinigung. Bei einer Leberschwäche kann es in diesen beiden Stunden zu Migräne oder auch zum Aufwachen kommen.

Was tut der Leber gut?

Kalte Getränke und kalte Speisen mag die Leber nicht. Sie freut sich viel mehr über ein Glas warmes Wasser am Morgen und am Abend.

Ein wichtiges Thema zur Unterstützung der Leber ist die Ernährung, weil alle Nahrungsmittel von der Leber verarbeitet und umgewandelt werden. Somit liegt hier schon ein entscheidender Grundstein für eine intakt arbeitende Leber.

Da nicht alle Menschen gleich sind und nicht jeder Stoffwechsel identisch ist, kann die Ernährungsweise auch nicht für alle Menschen gleich sein. Es stellt sich hier die Frage nach einer individuell abgestimmten Ernährung.

Das individuelle Ernährungsprogramm von »gesund & aktiv« ermittelt über eine umfangreiche Vital- und Stoffwechselanalyse die Nahrungsmittel, die optimal zum persönlichen Stoffwechsel passen. Diese Nahrungsmittel sind von der Leber einfach zu verarbeiten, weil sie von der Struktur her zum Stoffwechsel des Patienten passen.[8]

Ein weiteres wichtiges Thema zu Unterstützung der Leber ist Bewegung. Wir können so den inneren Stress abbauen, einen klaren Kopf bekommen und uns innerlich vom Druck befreien. Fügen wir der Bewegung noch Entspannung hinzu, so wird es uns die Leber danken.

Die beiden wichtigsten Pflanzen für die Leber, Löwenzahn und Mariendistel, wurden bereits beschrieben. In dem Konzert der Pflanzen für die Leber wäre noch die Berberitze *(Berberis)* hinzuzufügen.

---

[8] Mehr darüber erfahren Sie unter www.gesund-aktiv.com.

Zusammenfassung: Galle-Leber

Organe	Galle	Leber
stärkste Aktivität	23 bis 1 Uhr	1 bis 3 Uhr
Ruhezeit	11 bis 13 Uhr	13 bis 15 Uhr
Element	Holz	
Funktion körperlich	Dynamik, Motorik	
Funktion seelisch	Flexibilität, Anpassung	
Qualität	Entscheidung Zielstrebigkeit	Wandlung Erneuerung
Emotionen, Gefühle	Wut, Ärger, Zorn	
Hormonsystem	Hypophyse, Schilddrüse	
Sinnesorgane	Auge (Sehen)	
Körpergewebe	Muskeln, Sehnen Hüften, Schultern Keilbeinhöhle Mandeln	
Körperflüssigkeit	Tränen	
Ausdruck der Kraft	Nägel	
Geschmack	sauer	
Geruch bei Krankheit	ranzig, sauer	
Farbe	Grün	
Planetenzuordnung	Mars	Jupiter
Jahreszeit	Frühjahr	

Zähne	Oberkiefer 13 und 23 Unterkiefer 33 und 43	
Grundfunktion	Emotion, Gefühl, Affekt	
verwirklicht	Eigenentfaltung	
nicht verwirklicht	Ärger, Zorn, Aggression	
Erkrankungszeichen	erhöhter Augendruck	unruhige Beine
	Schulterschmerz	niedriger Blutdruck
	Verlangen nach Süßem	alles zu viel
	immer in Eile sein	Schwellung und Jucken im Genitalbereich
	Allergien	Zyklusbeschwerden
	Tinnitus	Aggressivität, Wutanfälle, Zorn
	gerötete Augen	Gallensteine
	Ärger, Depressionen	Zysten, Myome, Impotenz
	Durchfälle	Schlottergelenke
	Schwindel	Herpes
	Einschlafschwierigkeiten	müde Augen
	Aufstoßen	brüchige Nägel

Erkrankungs-zeichen	trockene Augen	Tinnitus, Hörsturz
		Blähungen, Völlegefühl
Schüßler-Salz	Nr. 2: Calcium phosphoricum	Nr. 6: Kalium sulfuricum
Pflanzen	Wegwarte *(Cichorium intybus)* Löwenzahn *(Taraxacum)* Artischockenblätter *(Cynara scolymus)* Schöllkraut *(Chelidonium)*	Löwenzahn *(Taraxacum)* Mariendistel *(Carduus marianus)* Berberitze *(Berberis)*

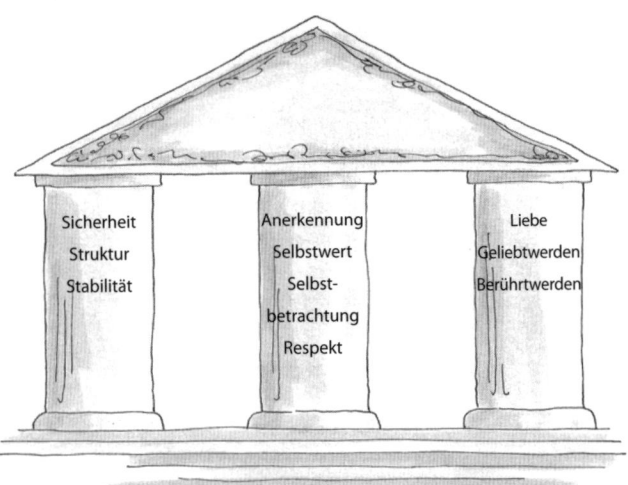

3. Psychische Grundbedürfnisse

Unsere psychischen Grundbedürfnisse beziehen sich auf Sicherheit, Struktur und Stabilität, Anerkennung, Selbstwert, Selbstbetrachtung und Respekt sowie Liebe, Geliebt- und Berührtwerden.

Sicherheit, Struktur und Stabilität

Im Mutterleib und gleich nach der Geburt ist die Erfüllung des Bedürfnisses nach Sicherheit und Geborgenheit von elementarer Bedeutung. In den ersten Lebensjahren bildet sich das Sicherheitsgefühl in Form von Urvertrauen aus: »Was auch immer geschieht, es ist für mich gesorgt.« Sicherheit, Struktur und Stabilität sind eng mit den psychischen Bedürfnissen der Niere verbunden.

Aus meiner Erfahrung aus der Arbeit mit Kindern konnte ich immer wieder sehen, dass in den ersten Lebensjahren die häufigsten Krankheitsausbildungen in Verbindung mit der Niere stehen. In der nachfolgenden Zeit haben sich eher Belastungen der Leber gezeigt. Das Urvertrauen ist der Grundstein für Mut und das »Ja« zu neuen Erfahrungen.

Kommt es in den ersten Lebensjahren allerdings zu einem Mangel an Geborgenheit und Sicherheit, wird dies auch in späteren Jahren immer wieder zu einem Thema, denn Unsicherheit und Angst sind die vorherrschenden Blockierungen bei der Entfaltung der eigenen Persönlichkeit. Patienten sind immer wieder bemüht, sich überall abzusichern, sie scheuen es, Risiken einzugehen und versuchen krampfhaft, jede Veränderung einer vertrauten Situation zu vermeiden.

Rituale schaffen Sicherheit. Deshalb sind für Menschen mit einem Mangel an Urvertrauen geregelte Tagesabläufe und Grenzen im Zusammenleben sehr wichtig. Stabilität drückt sich auch in der Haltung aus. Der sichere Mensch geht aufrecht, das Haupt ist erhoben und der Blick klar ausgerichtet.

Ein Mangel an Sicherheit zeigt sich durch Ängste und Rückzug bis hin zum autistischen Verhalten. Mangelnde Strukturen führen zu Passivität, Depression und Hoffnungslosigkeit.

Struktur und Klarheit, Stabilität und Sicherheit vermittelt das Mineral Silicea. Es ist unser strukturgebendes Element, wichtig für den Knochenbau (nicht Calcium, sondern Silicea gibt Struktur und Festigkeit), für ein straffes Bindegewebe, feste Nägel, schöne Haut und schöne Haare. Somit ist Silicea ein mögliches Mittel für die Stärkung des Nierenfunktionskreises. Dies wird in der Therapie häufig deutlich, wenn es sich um wiederkehrende Infekte der oberen Luftwege handelt.

Anerkennung, Selbstwert, Selbstbetrachtung und Respekt

Das Bedürfnis nach Anerkennung, Selbstwert und Respekt betrifft unsere Beziehungen zu anderen Menschen und zur Gesellschaft. Die Aussage »Ich bin mir meiner selbst nicht sicher«, ist ein Aspekt der Niere, während die Ich-Du-Beziehung der Dynamik der Leber entspricht, die Leber, die uns hinausträgt in die Weite der Welt.

Wir finden in fast allen Märchen, so beispielsweise bei »Hänsel und Gretel«, dass die Hauptpersonen nach der ersten Phase in die Weite der Welt hinausgehen. Es ist die Phase der Erprobung und der Erkundung. Anerkennung und Selbstwert sind eng mit der Leber verbunden.

Wird diese Anerkennung nicht gewährt, folgen Ärger, Rache, Trauer, Hass und Eifersucht. Ein Mangel an Selbstwert führt häufig zu Unsicherheit, dem Streben nach Statussymbolen, zu Grobheit und Abwertung anderer.

Soziale Kontakte, das Bedürfnis nach Zugehörigkeit, Beziehung, Familie, Freunden, Gruppen und Vereinen, sind eine Qualität von Milz und Bauchspeicheldrüse. Ohne soziale Kontakte fühlt man sich einsam und isoliert. Fehlende zwischenmenschliche Beziehungen verunsichern und lassen Zweifel an der eigenen Identität aufkommen.

Liebe, Geliebt- und Berührtwerden

Die Liebe und das Geliebtwerden stehen ganz im Zentrum des menschlichen Lebens. Ein Wesen ist ohne Liebe und Berührung nicht lebensfähig. Auch wenn der Mensch mit Nahrung versorgt wird, verkümmert die Seele, und der Mensch stirbt, weil der Hautkontakt fehlt. Die Liebe kommt aus dem Herzen und zielt auf das Herz.

Die erste Liebe, die wir erfahren sollten, ist die Liebe der Mutter zu ihrem Kind. Diese Liebe ist vollkommen und ohne Bedingungen. Menschen, die diese Liebe nicht erfahren haben, sind Zeit ihres Lebens immer auf der Suche nach Liebe. Das Verlangen danach wird zum Hauptthema ihres Lebens. Es entsteht eine Grundstimmung von Ruhelosigkeit, Einsamkeit, Trauer, Eifersucht, Depression und Verzweiflung.

*Gesundheit gedeiht
mit der Freude am Leben.*

Thomas von Aquin

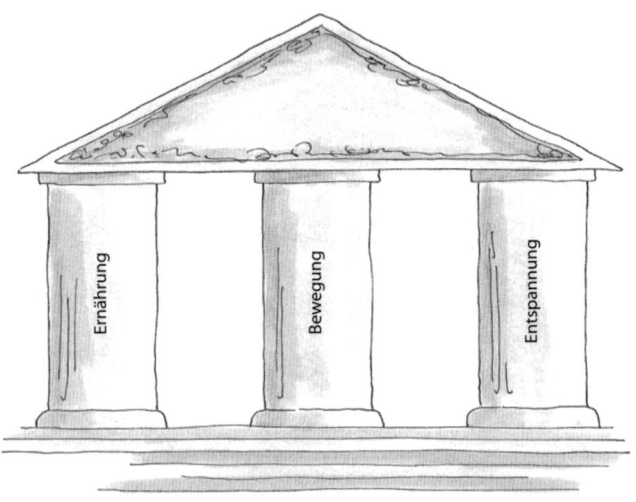

4. Körperliche Bedürfnisse

Zu einem gesunden Körper gehören die drei Säulen Ernährung, Bewegung und Entspannung.

Ernährung

Das Thema Ernährung füllt ganze Bücherwände. Jeder schreibt dazu etwas anderes, aber im Fokus ist dabei immer das Nahrungsmittel, nicht der Mensch, der die Nahrung aufnimmt. Da wir Menschen alle sehr unterschiedlich sind, mit ganz eigenen Bedürfnissen, einem eigenen Stoffwechsel und Lebensrhythmus, ist die Nahrungsaufnahme und -transformation ein wichtiger Aspekt.

Diese Aufgabe übernimmt die Bauchspeicheldrüse. Für den Stoffwechsel ungeeignete Nahrungsmittel belasten den Funktionskreis Magen/Milz und Bauchspeicheldrüse. Als Folge kommt es dann zu Durchfall oder Verstopfung, aber auch zu Adipositas oder anorektischen Störungen. Die Bauchspeicheldrüse wird überfordert durch zu viel Essen, zu wenig Essen sowie durch zu kalte oder zu heiße Nahrung. Zu ihrer Austrocknung kommt es bei einer Übersäuerung des Stoffwechsels. Hauptverursacher dafür ist nicht abgebauter Stress, zu wenig Entspannung.

Ein zu großes Nahrungsangebot überlastet die Bauchspeicheldrüse, und sie kann die Nahrung nur unvollständig verarbeiten. Die Wertigkeit der Nahrungsaufnahme ist somit reduziert. Übergewicht ist die stoffliche Manifestation einer Bauchspeicheldrüsenschwäche.

Zu wenig Essen steht dementsprechend für einen Mangel an energetischen und substanziellen Reserven. Die Energie der Bauchspeicheldrüse wird geschwächt, und sie kann die übrigen Organe und Gewebe nicht mehr mit genügend Energie versorgen. Die Haut des Patienten wird welk, blass und verliert ihre Spannkraft.

Zu kalte Nahrung schwächt die Wärmekapazität der Bauchspeicheldrüse. Es gibt auch kühlende Nahrungsmittel, wie beispielsweise Joghurt, Rohkost, Obst oder Salat. Ständig kalte Nahrung kann von der Bauchspeicheldrüse nicht auf Dauer kompensiert werden. Die Unterfunktion der Bauchspeicheldrüse führt zu einer gedunsenen und blassen Zunge mit Zahneindrücken und weißem Belag.

Genussmittel wie Alkohol, Kaffee, aber auch Fast-Food-Produkte sind in der Regel hitzeproduzierende Nahrungsmittel. Sie überfordern die Bauchspeicheldrüse, die dann mit Bildung von Nässe reagiert. Es kommt in der Folge zu Stauungen im Magen-Darm-Trakt.

Bewegung

Zu wenig Bewegung verursacht einen generellen Verbrennungsmangel. Von reduzierter körpereigener Aktivität sind besonders die Bauchspeicheldrüse, Leber, das Herz und die Lunge betroffen.

Das Nahrungsmittelangebot kann nicht ausreichend verstoffwechselt werden, es kommt schnell zu Übergewicht. In den Körper kommt mehr hinein, als verbraucht wird. Das Gefühl von innerer Schwere, Trägheit und Müdigkeit macht sich breit, und diese Trägheit wirkt sich oftmals auch auf das Denken aus. Die Patienten werden phlegmatisch.

Der Energiestau verursacht ein Spannungsgefühl in der Leber, und es tritt sehr häufig auch Schläfenkopfschmerz auf. Frauen neigen zu prämenstruellen Beschwerden, die Brüste schwellen an, und im Unterleib kommt es zu krampfartigen Regelschmerzen. Mehr Bewegung kann in vielen Fällen Abhilfe schaffen.

Bewegung muss keine sportliche Höchstleistung sein. Auch der Gang ins Fitnessstudio ist nicht erforderlich. Wichtig ist, normale Alltagsbewegungen in den Tagesablauf einzubauen, das Auto für kürzere Strecken einmal stehenzulassen und lieber das Fahrrad zu nehmen, Treppen zu steigen anstatt den Fahrstuhl zu benutzen.

Tägliche Bewegung ist für das Herz, unser rhythmisches Organ, besonders wichtig. Das Blut fließt dann leichter, und die Dynamik regelt sich von selbst. So mancher meiner Patienten hat sich seinen Bluthochdruck »abgelaufen«. Bedenken wir: Der Mensch ist ein »Lauftier«.

Entspannung

Zu viel Arbeit ohne entsprechende Ruhe- und Regenerationspausen geht auf Dauer zu Lasten der Nieren. Wir finden in den Nieren die Einlasspforte der körperlichen Kraft. Der Vorrat ist nicht unerschöpflich, für das Nachfüllen der Energiereserven sind Erholungsphasen unerlässlich. Wer Raubbau mit seinem Körper treibt, merkt es leider nicht immer sofort, sondern erst mit der Zeit. Auch mentale Überarbeitung geht an die Substanz des Funktionskreises Niere und Blase, denn viel Kopfarbeit, ständiges Denken, bringt zu viel Energie in den Kopf und leert die Nieren. Zu jeder Anspannung gehört unbedingt eine ausreichende Entspannung.

Schlaf und Erholung sind der Ausgleich für Tagesaktivitäten. Nächtliche Ruhephasen dienen der Regeneration. Wenn sie nicht ausreichen, muss der Organismus seine eigenen Reserven anbrechen, seine eigenen Energien verbrauchen. Die Krankheitserscheinungen finden wir in einer überforderten Niere und Nebenniere. Es zeigen sich Abwehrschwächen, Allergien, Neurodermitis, Asthma sowie rheumatische Erkrankungen bis hin zu Krebs.

Der Schlaf selbst ist eine Funktion des Herzens. Bei zu wenig Schlaf kommt es nicht mehr zur Ruhe, und diese Rastlosigkeit führt zu Ein- und Durchschlafstörungen. Der Teufelskreis beginnt. Ängste und Panikattacken können die Folge sein. Mangelnder Schlaf führt zu Konzentrationsstörungen, Vergesslichkeit und Schwächung der körperlichen Kraft und Abwehr.

Halten sich Anspannung und Entspannung die Waage, dann sind Körper und Geist im Einklang, denn das richtige Maß ist an die ausgewogene Funktion der Leber geknüpft. Viele Menschen finden diesen Ausgleich nicht. Deshalb kommt es häufig zu Gereiztheit, Nervosität und einem Gefühl des Getriebenseins.

Das Leben ist ganz eng mit den vitalen Bedürfnissen des Körpers verbunden. Diese Bedürfnisse sichern das Wachstum und den Erhalt des Lebens.

*Gesundheit und Verstand,
das sind die beiden Lebensgüter.*

Menander

5. Zu guter Letzt

Alles miteinander in Einklang zu bringen, ist sicher nicht immer möglich – erstrebenswert bleibt es dennoch!

Jedes unserer Organe hat seine ganz besondere Aufgabe zu erfüllen. Von Natur aus verläuft die Organtätigkeit in einem Zyklus mit Phasen verstärkter Aktivität und Phasen der Ruhe. Symptome machen sich in unserem Körper häufig genau zu diesen spezifischen Organzeiten bemerkbar.

Unser Körper produziert erst dann Krankheitssymptome, wenn er die »Entgleisungen« körperlicher und seelischer Natur nicht mehr kompensieren kann. Husten und Schnupfen können uns beispielsweise darauf hinweisen, dass der Körper überfordert ist und eine »Auszeit« benötigt. Kommen wir diesem Bedürfnis nach, verschwinden die Krankheitserscheinungen meist rasch. Tun wir es nicht, kann sich aus dem »akuten Hinweis« ein »ständiger Hinweis«, eine chronische Erkrankung entwickeln.

Ich hoffe, dass Ihnen die Lektüre dieses Buches bereits eine kleine Hilfestellung dabei sein konnte, die Sprache Ihrer Organe besser zu verstehen, und dass die neuen Erkenntnisse dazu führen werden, das innere Gleichgewicht zwischen Körper, Seele und Geist zu erlangen.

Ich wünsche Ihnen viel Erfolg dabei!

Literatur

Caffin, Michele und Christian von Schweiger: *Was Zähne zeigen*. Bielefeld 2005.

Da Silva, Kim: *Der inneren Uhr folgen: Mit der Organuhr zu einem gesunden Tagesrhythmus*. München 2001.

Gleditsch, Jochen M.: *Reflexzonen und Somatotopien: Vom Mikrosystem zu einer Gesamtschau des Menschen*. Schorndorf 2005.

Martin, Michael: *Labormedizin in der Naturheilkunde*, München 2006.

Kalbermatten, Roger und Hildegard: *Pflanzliche Urtinkturen: Wesen und Anwendung*. Baden und München 2007.

Köster, Walter: *Spiegelungen zwischen Körper und Seele: Psychosomatische Zusammenhänge erkennen und mehr über sich selbst erfahren*. Stuttgart 2006.

Koob, Olaf: *Wenn die Organe sprechen könnten: Grundlagen der leiblich-seelischen Gesundheit*. Stuttgart 2005.

Platsch, Klaus-Dieter: *Psychosomatik in der Chinesischen Medizin*. München 2005.

Rogge, Jan Uwe: *Kinder brauchen Grenzen*. Berlin 1993.

Ursinus, Lothar: *gesund & aktiv – Das Stoffwechselprogramm: Endlich gesund abnehmen, mit Nahrungsmitteln, die optimal auf Ihren persönlichen Stoffwechsel abgestimmt sind.* Darmstadt 2008.

Vogel, Heinz-Hartmut: *Die vier Hauptorgane: Herz, Niere, Leber, Lunge: Anthroposophisch-menschenkundliche Gesichtspunkte zur Entwicklungsgeschichte, Pathologie, Psychosomatik und Therapie.* Bad Boll 1995.

Vogel, Heinz-Hartmut: *Organe der Ich-Organisation.* Bad Boll 1996.

Vogel, Heinz-Hartmut: *Wege der Heilmittelfindung.* Bad Boll 2001.

Haftungsausschluss

Die Angaben sowie die vorgeschlagenen Methoden und Mittel zur Selbsthilfe wurden vom Autor nach bestem Wissen zusammengestellt. Die Inhalte wurden mit größter Sorgfalt geprüft. Fehler können trotzdem nicht vollständig ausgeschlossen werden. Inhaltliche Fehler eröffnen keinen Haftungsanspruch gegen den Autor oder den Verlag. Beide übernehmen daher keine Garantie.

Die Inhalte dieses Werkes sind keine Heilzusagen und ersetzen in keinem Fall die Diagnose und Therapie von Erkrankungen und anderen körperlichen Störungen durch einen Arzt oder Heilpraktiker. Autor und Verlag distanzieren sich daher ausdrücklich von Heilaussagen und Heilversprechen. Die beschriebenen Methoden und Ernährungsvorschläge sind kein Therapieersatz. Besonders die Darstellung der Diagnose nach der chinesischen Medizin dient nur der Information und ist keine Ferndiagnose.

Alle Informationen sollen Ratsuchenden eine unverbindliche Hilfe sein und können eine Therapie begleiten. Jeder Benutzer wird allerdings dazu angehalten, ein Risiko sorgfältig für sich selbst zu prüfen beziehungsweise die Unbedenklichkeit für diesen Einzelfall durch Konsultation eines Arztes überprüfen zu lassen.

Weitere Produkte erschienen im Schirner Verlag   www.schirner.com

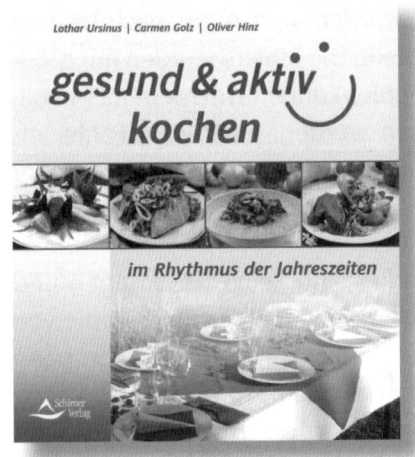

Lothar Ursinus,
Carmen Golz,
Oliver Hinz
gesund & aktiv kochen
Im Rhytmus der Jahreszeiten
272 Seiten

ISBN 978-3-8434-1062-5

Die moderne Lebensweise hat uns Menschen von den natürlichen Rhythmen der Natur entfernt. Doch wir können wieder lernen, mit den Jahreszeiten und somit im Einklang mit der Natur zu leben.

Gehen Sie über Ihre Ernährung den ersten Schritt in die richtige Richtung: 113 Rezepte für Frühling, Sommer, Herbst und Winter – abgerundet durch zahlreiche Tipps und Hinweise – laden zum Kochen ein.

Die Rezepte sind reich bebildert und leicht nachzukochen, die Gerichte köstlich und gesund. Neben vielen neuen Kreationen erwarten Sie stoffwechseloptimierte Klassiker wie Chili con Carne, Linseneintopf, Königsberger Klopse oder der stets beliebte Kartoffelsalat. »gesund & aktiv kochen« wendet sich an alle Teilnehmer des individuellen Ernährungsprogramms von »gesund & aktiv« und stellt die ideale Ergänzung des Basiswerks »gesund & aktiv – Das Stoffwechselprogramm« dar. Darüber hinaus richtet es sich an alle, die gesund kochen möchten.

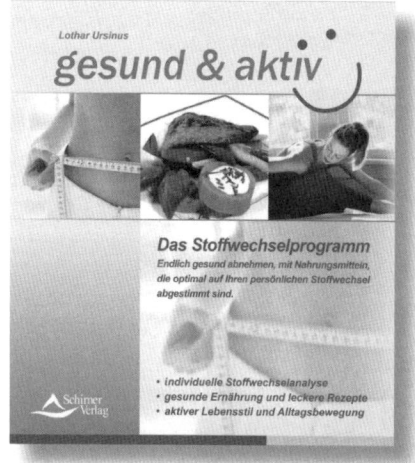

Lothar Ursinus
gesund & aktiv
Das Stoffwechselprogramm
248 Seiten

ISBN 978-3-89767-364-9

Schluss mit dem Jo-Jo-Effekt – endlich gesund und mit Spaß dauerhaft zum Traumgewicht!

Das Konzept von »gesund & aktiv« ist das erste ganzheitliche Ernährungsprogramm, das auf den individuellen Stoffwechsel abgestimmt ist. Mit diesem Buch erfahren Sie, welche Lebensmittel für Ihren Stoffwechsel optimal verwertbar sind, sodass Sie auf Dauer Ihr Gewicht reduzieren bzw. halten können.

Dass Abnehmen und Aktivsein durchaus Spaß machen können, zeigen auch die leicht in den Alltag integrierbaren Bewegungsübungen sowie die leckeren Rezepte, die eigens für dieses Buch von Köchen und Ernährungsberatern des Autorenteams zusammengestellt wurden.

Bei diesem einzigartigen Programm wurden die neuesten Erkenntnisse der Ernährungswissenschaft und des individuellen Stoffwechsels berücksichtigt.

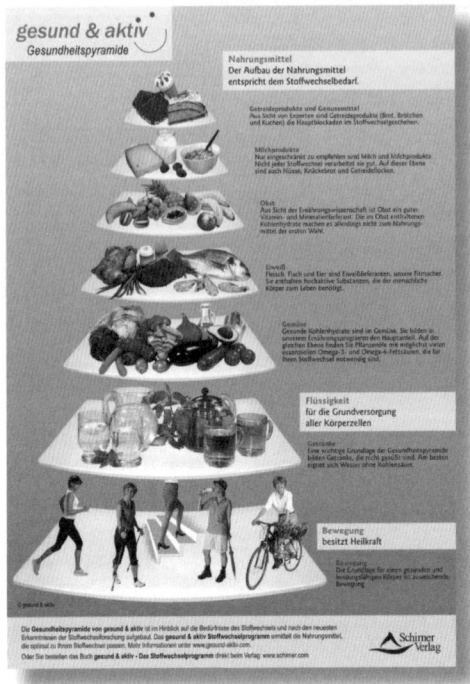

Lothar Ursinus
gesund & aktiv
Poster
Format DIN A2, farbig

ISBN 978-3-89767-385-4

Dieses Poster im DIN A2-Format erinnert Sie tagein tagaus an die guten Vorsätze für eine gesunde Lebensweise, die Lothar Ursinus auch in seinem Stoffwechselprogramm »gesund & aktiv« ausführlich beschreibt. Die Pyramide wurde im Hinblick auf den Stoffwechsel aufgebaut. Die Grundpfeiler stellen daher Bewegung und Flüssigkeitsaufnahme dar. Erst dann folgt die bekannte Staffelung der Lebensmittel.

Das Poster eignet sich hervorragend für Arztpraxen und Therapeuten, aber auch für Privatpersonen.

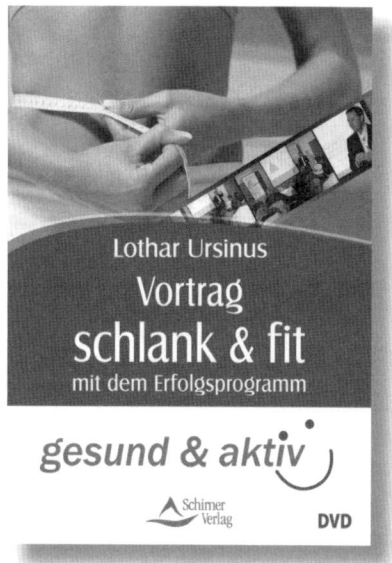

Lothar Ursinus
Vortrag schlank & fit
mit dem Erfolgsprogramm
gesund & aktiv
DVD, ca. 85 Minuten

ISBN 978-3-89767-832-3

Diese DVD ist ein idealer Einstieg für alle, die ihre Ernährung langfristig auf »gesund & aktiv« umstellen wollen. Anhand von aktuellen Forschungsergebnissen und praxisnahen Beispielen erläutert Lothar Ursinus uns auf leicht verständliche Weise den Weg zu einer individuell ausgerichteten, gesunden und leichten Ernährung, dem von ihm entwickelten »gesund & aktiv-Stoffwechselprogramm«. Im Gegensatz zu kurzfristigen und standardisierten Diäten ohne nachhaltig positiven Effekt ist »gesund & aktiv« ein ganzheitliches Ernährungskonzept, das über den Stoffwechsel individuell erstellt und gesteuert wird. Hier steht neben der Gewichtsreduktion auch der Ausgleich von Stoffwechsel- und Hormonhaushalt im Mittelpunkt. Die DVD ist eine lebendige Ergänzung zum gleichnamigen Buch. Lothar Ursinus zeigt Ihnen »Ihren« Weg zu mehr Vitalität, Gesundheit und Lebensfreude – gehen Sie ihn!

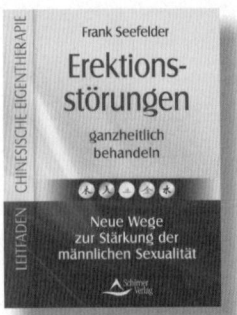

Frank Seefelder
Leitfaden Chinesische Eigentherapie. Band 7
Erektionsstörungen ganzheitlich behandeln
Neue Wege zur Stärkung der männlichen Sexualität
224 Seiten

ISBN 978-3-8434-1026-7

Erektionsstörungen sind reine Männersache? Weit gefehlt! Dieses Tabuthema kann selbst langjährige Partnerschaften auf eine harte Probe stellen, denn Sexualität ist meist ein wichtiger Bestandteil des Zusammenlebens.
Mit seinem bewährten Programm aus Qigong-Bewegungsübungen, Entspannungsmeditationen, Akupressurübungen und Tipps zur Ernährung bietet Frank Seefelder alltagstaugliche Übungen zur Selbsthilfe an.

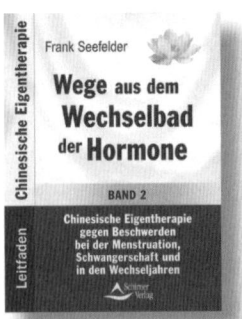

Frank Seefelder
Leitfaden Chinesische Eigentherapie. Band 2
Wege aus dem Wechselbad der Hormone
224 Seiten

ISBN 978-3-89767-800-2

Der zweite Band der Reihe über Grundlagen der chinesischen Medizin vermittelt Ihnen grundlegende Informationen zu den natürlichen Vorgängen im weiblichen Körper. Einer der Schwerpunkte liegt auf dem Zusammenhang zwischen den Energieverhältnissen im Körper und deren Auswirkungen auf den weiblichen Hormonhaushalt. Menstruationsbeschwerden, PMS oder Wechseljahresbeschwerden werden meist durch Schwankungen des Hormonhaushaltes hervorgerufen – können aber leicht ausgeglichen werden, wenn man die richtigen Techniken und Mittel anwendet ...

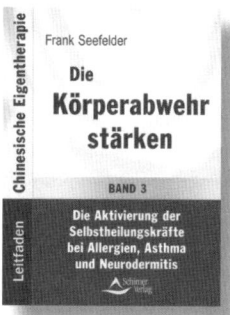

Frank Seefelder
Leitfaden Chinesische Eigentherapie. Band 3
Die Körperabwehr stärken
208 Seiten

ISBN 978-3-89767-835-4

Der dritte Band der Reihe bietet Hilfe an, wenn Sie unter Asthma, Allergien oder Neurodermitis leiden. Der Autor erläutert unter anderem die Zusammenhänge zwischen diesen »Volkskrankheiten« und dem Einfluss von Stress. Durch eine Veränderung Ihrer Lebensweise können Sie den Verlauf Ihrer Erkrankung positiv beeinflussen. Spezielle Eigentherapievorschläge, die ganz auf die Bedürfnisse der Betroffenen ausgerichtet sind, bilden den Schwerpunkt des umfangreichen Anwendungsteils dieses Buches. Lernen Sie die Möglichkeiten kennen, mit denen Sie Ihren Energiefluss auf einfache Weise positiv beeinflussen und Ihre Lebensqualität nachhaltig verbessern können.

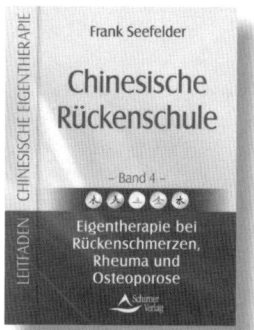

Frank Seefelder
Leitfaden Chinesische Eigentherapie. Band 4
Chinesische Rückenschule
224 Seiten

ISBN 978-3-89767-867-5

In diesem Buch vermittelt Ihnen der Autor die Zusammenhänge zwischen Schmerzen des Bewegungsapparats und Stress, denn die Psychosomatik spielt gerade bei Rückenschmerzen eine große Rolle. Der Autor bietet Ihnen zahlreiche bewährte und alltagstaugliche Übungen und praktische Tipps, mit deren Hilfe Sie Ihre Selbstheilungskräfte aktivieren können. Lernen Sie die vielfältigen Möglichkeiten kennen, mit denen Sie wieder zu einem schmerzfreien Alltag gelangen können.

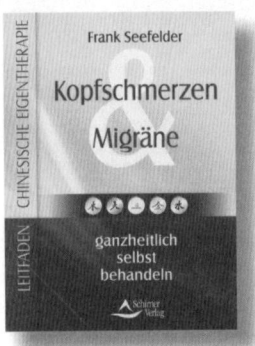

Frank Seefelder
Leitfaden Chinesische Eigentherapie
Kopfschmerzen & Migräne
ganzheitlich selbst behandeln
208 Seiten

ISBN 978-3-89767-931-5

In diesem Buch vermittelt widmet sich der Autor dem Thema Kopfschmerzen und Migräne. Diese Leiden sind Folgen der stetig wachsenden Stressbelastung. Ein umfangreiches Kapitel zur Stressprävention hilft Ihnen dabei, umzudenken und auf die Zeichen Ihres Körpers zu achten. Mit Selbstmassagen und Akupressurübungen lernen Sie, Ihre Schmerzen einzuordnen und sich bei akuten Beschwerden selbst zu helfen. Qigong-Bewegungsübungen, Entspannungsmeditationen und Tipps zur Ernährung runden das ganzheitliche Konzept ab und unterstützen Sie dabei, wieder schmerz- und angstfrei zu leben.

Erhältlich im    www.schirner.com/katalog
06151-391 831 28

Unsere Abbildung der Organuhr, die Sie durch dieses Buch begleitet hat, ist auch als Karte im Format DIN A4 erhältlich.

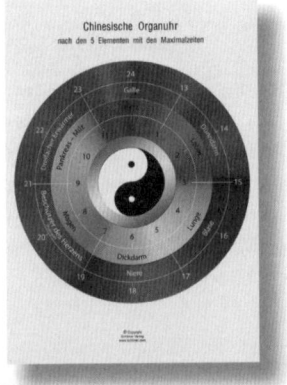

Chinesische Organuhr-Karte

Format DIN A4, farbig
Best.-Nr. 4001592